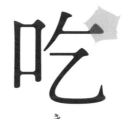

吃音《きつおん》

伝えられないもどかしさ

Yuki Kondo
近藤雄生

新潮社

プロローグ　一八年前

高橋啓太は、物心がついたころから思うように話すことができなかった。言葉を発しようとすると、なぜだかわからないが喉の辺りが硬直する。そのまま音を出そうとすると、「ご、ご、ごはん……」のようにどうしてもつっかえる。

幼稚園にも保育園にも通うことはなく祖母の家で育てられた彼にとって、小学校に入るまでは、スムーズに話せなくとも何も問題は起こらなかった。しかし、小学校に入学するとすぐに問題が露《あらわ》になる。皆の前で自己紹介をして、「ぼ、ぼ、ぼ、ぼ……」とどもって話すと、同級生みなが笑ったのだ。髙橋はそのとき初めて実感した。どもるのは恥ずかしいことなのだ、と。

しかし、話し方は変えられなかった。あらゆる場面で言いたいことが言葉にならず、会話ができない。同級生たちも、そんな髙橋にどう接するべきかがわからなかったのだろう。みなとの距離は少しずつ広がっていった。

学校を休む回数も増え、高学年のころには不登校気味になっていく。格闘技が好きで地元の道場で習い出した柔道も、うまく話せないことが壁になった。練習の前後にみなで整列して挨拶をするが、その掛け声をかける当番にあたる日は、練習を休んだ。また、同級生が通っていたこともあり、不登校になると道場からも少しずつ足が遠のいた。

中学、高校と進むごとに症状は悪化し、高校に入るころには、ほとんど何も話せなくなった。毎朝出欠をとるときに、「はい」という返事がどうしてもできない。なんとか言葉を絞り出そうとしても声にはならず、息苦しさばかりが増していく。「は、は、は……」。口元は硬直したまま、気持ちは焦り、ただ身体だけが意思に反してもがくように動く。その姿を不思議そうに見つめる周囲の視線に、強い羞恥心や劣等感がこみ上げる。クラスメートはそんな高橋に対して、時に、「高橋はいませ～ん」などとからかうのだった。

他のことを考える余裕が一切ないまま、毎日が過ぎていった。高校ではレスリング部に入り一年の時は地区の新人戦で優勝もしたが、言葉の問題によって内面が不安定で、やはり続けることができなくなった。

そして高校二年の夏、高橋は耐え切れなくなり学校を辞めた。一七歳のときのことである。

だが、問題は学校を辞めても解決はしない。思うように他の人と会話ができないことは、彼を社会から遠ざけた。人に話しかけられても思い通りに答えられず、相手に不可解な顔をされる。言うべき言葉を発せられないためにとりたい行動を断念せざるを得なくなる。そうした経験を繰り返すうちに、社会はいつしか、身を置くだけで不安を引き起こす場になっていった。

病院で診てもらえば対処法が明らかになるというわけでもなかった。その上、問題を他人に理解してもらいにくいという現実が追い打ちをかける。どうすればいいかわからず家にいると、父親になじられた。いったいお前は何をやっているんだと。母親も何も言ってはくれなかった。

出口も光も見えないし、助けを求める先もわからない。これから先の人生を生きていく意味があるとも思えなかった。そう感じる日々が続く中、高橋はいつしか毎日、考えるようになる。

死に、たい、と。

ただ、実行に移すことは容易ではなかった。日々、家を出て近所を自転車でふらふらしたり、近くの神社の境内で一人時間をつぶしたりした。あるいは公園のベンチに座ってゲームをした。何も行動には移せないまま、ただそうしているうちに、一日、また一日と時間だけが過ぎていった。

しかし、何カ月かが経ったある秋の日のことだった。ふと気持ちが固まった。高橋は一気に動き出した。

両親と暮らしていたのは、名古屋市熱田区の公団である。三〇棟ほどが立ち並ぶ大きな敷地は、緑豊かな公園に隣接して南北に延びている。その北端に近い一四階建ての一棟の五階にある一室に、髙橋たちは住んでいた。

その棟の八階に、通路から格子扉を挟んで建物の外側に突き出た平らな部分があるのを、髙橋は知っていた。以前にも何度かその前まで行ったことはあった。けれども、外側に突き出たその部分を通路から隔てる格子扉を前に、いつもただ立ちつくした。

だがこの日、髙橋は、その先へと踏み込んだ。狭い階段を上がって八階に着いた後、さらにもう一階上がって九階に行くと、そこから低い柵を越えれば外側に出られることに気がついた。そして実際に柵を越え、外側から柵を持って少しずつ身体を下ろしていくと、八階の突き出た部分へと飛び降りることができたのだった。

地上に比べて少し強い風が吹きつける中、その平らな場所の端に髙橋は立った。外の広い空間と彼を隔てるものはもう何もない。視線の先には、よく見慣れた郵便局の角ばった無機質な建物と市立体育館の赤い屋根、そして隣接する公園に生い茂る木々がある。しかしそれらの景色も、彼には日々の辛い記憶を蘇らせるだけだった。真下を覗くと、遥か下方に緑の芝生と数本の小ぶりの木が見える。

穿いていたのはいつもの破れたジーンズだった。空は白く曇っている。

いま視界に入っているものが、この世で見る最後の風景になりそうだった。しかしそんな意識を持つ間もなく、ただ彼は、自身の人生から抜け出すことだけを考えていた。

これで、全部、終わる、んだ。

あと一歩、前に出れば、何もかもを、終わりに、できる。あの、息苦しさや、恥ずかしさも、もうなくなる――。

意識は徐々に鮮明でなくなった。吸い込まれるように一歩を踏み出し、中空に身を任せると、彼の身体は一気に地面に向かって落下した。

記憶はそこで途切れている。

すべては終わったはずだった。

しかし髙橋は生き延びた。

私が髙橋と知り合ったのは、それから一八年が経った後のことだった。

吃音　伝えられないもどかしさ　目次

吃音　伝えられないもどかしさ

第一章　死の際に立ちながら

マリリン・モンローの悩み

どもってうまく話せない。

その問題を抱える人間は、場所や時代を問わずにいる。マリリン・モンローも、その一人だった。幼少期、孤児院にいたころにどもるようになり、その後もずっと、それは彼女を悩ませた。

あるインタビューで彼女は、一〇代のころの経験を思い出し、告白する。

「本当に辛かったわ。いまも緊張したり興奮したりするとどもることがあるの」

また、フランスのドキュメンタリー作品『マリリン・モンロー　最後の告白』では、「言葉を発するのが辛いの。体を見せるだけならずっと楽」という彼女の言葉が紹介され、彼女の姉、バーニース・ベイカー・ミラクルも、マリリンについての著書『マリリン・モ

ンロー　わが妹、マリリン』（モナ・ラエ・ミラクルとの共著、大沢満里子訳、共同プレス刊）にこう記している。

《慣れ親しんだ事柄を話しているせいか、ノーマ・ジーン（マリリンの本名：著者注）の口調が自信に満ち、流暢になってきた。その間はつまることもなかったが、時折言葉がつまる癖は滞在中ずっと続いていた》

言葉に詰まること、すなわちどもることを、「吃音《きつおん》」という。

マリリンを特徴づける、吐息を漏らすような妖艶な話し方も、吃音が関係していた可能性がある。息を吐きながら話せばどもらない。若いときにセラピストにそうアドバイスを受け、試してみたら確かにどもらなかった。そうして、彼女をセックスシンボルとした要素の一つであるあの話し方が出来上がった――とも言われている。

映像でわからないからといって彼女の悩みが小さかったとは決して言えない。

マリリンは三六歳で死んだ。その直前、精神的に不安定だったせいもあったのだろう、未完の遺作となった『女房は生きていた』（原題“Something's Got to Give”）の撮影の際には、どもって台詞に詰まることもあったとされる。

彼女の死はいまも謎に包まれているが、吃音がその要因の一つだった可能性もあるのではないかと私は思う。周囲にはわからずとも、吃音は本人にとって極めて大きな悩みとなりうるのだ。

なぜそう言い切れるのか。私自身がそうだったからだ。

私は長い間吃音に悩まされてきた。兆候は小学校時代に始まって、一〇代の後半には、何かがおかしいとはっきりと意識するようになった。話すとき、喉が硬直して発声できなくなることが増えていったのだ。

最初は何が起きているのかわからなかったが、それが深刻な症状なのかもしれないと初めて不安を覚えたのは、高校時代のある日、東京の新宿駅にいたときだった。改札そばの窓口で両替をしてもらおうと五千円札を出したまま、突然喉の辺りが動かなくなって何も言えなくなったのだ。

「あの、こ、こ、こ、りょ……」

これを千円札に両替してください。その一文をどうしても声として発することができなかった。口から喉にかけての一帯が、自らの意思を持ってこちらに抵抗するように、その働きを停止する。と同時に、息苦しさと焦燥感が襲ってくる。

「こ、こ、こ、れ、……」

ん、どうしたの？

駅員に不思議そうな顔で見つめられて、私は思わず差し出した一枚のお札を引っ込めた。

「い、い、いや、な……、なんでも、ないです」

しぼり出すようにそう言った後、話そうとするのをやめると、全身の力が一気に抜け、身体が猛烈に強張《こわば》っていたことに気づかされた。私はすぐにその場を立ち去った。

いったいおれはどうしてしまったのだろう。なんで、「両替してください」のひと言が言えないのだろう。五千円札を手に持ったまま、無様でみじめで、恥ずかしい気持ちを抱えながら歩調を速め、雑踏の中に身を隠した。それ以降、理由はわからないままだったが、突然言葉が出なくなる場合があることに自覚的になり、話すのが怖くなった。

特に自分の名前のように、他の語に言い換えることができない言葉を言おうとするとそうなった。だから電話や自己紹介がうまくできない。電話の鳴る音が怖くなり、初対面の人と会う状況が恐ろしくなった。病院や美容室の受付で口頭で名乗らなければならない場面では、たとえばバッグの中から何かを探すふりをして視線を下げて、「あれ……」などと言いつつタイミングを探り、焦りと息苦しさと格闘しながら、言えると思った瞬間を見計らって名前を告げた。また、ファストフード店に行って「てりやきバーガー」を買いたいと思うと、「て」が言えなくなるために、注文する段階になって「えっと、あの……」などと時間を稼ぎながら、ぱっと言えそうな言葉を探す。そして、たまたま音やタイミングが合い、言えそうだと思った語を、たとえば「チーズバーガー」という語を、それを食べたくなくとも発することになるのである。言い終わると常に全身が疲労感に襲われた。

大学受験の直前には、その重圧のためか症状は悪化した。私は面接試験で名前や受験番号を言うことはできないだろうと自覚した。結局受けたのは面接のないところだけだったので、吃音が理由ではなく純粋に学力の問題ではあったけれど、全滅し、その後浪人生活が始まると、精神的にも不安定になり、駆け込むようにして心療内科のカウンセリングに通い出した。しかし何も変わらなかった。

なんとか大学に入ってからは、精神的にタフになれば吃音などなくなるのではないかと、一人旅にも行くようになった。行く度に、旅の仕方には慣れていったが、吃音は変わらない。普段の生活においても、吃音が困難を生む場面を日常の中からなくすことはできなかった。混んでいる店に並ぶために店頭で名前を告げなければならないとき、店でトイレの場所などを尋ねる必要が生じたとき、または街中で突発的に何かを尋ねられたとき……。私はいつもしどろもどろになったり息が詰まりそうになったりした。ときに口をパクパクさせるだけで何も言えない状態にもなり、恥ずかしさや焦る気持ちに襲われるのだ。

そのような場面に遭遇したらどうしようという不安な気持ちと緊張感は、自分と社会の間に見えない壁を作り上げた。その壁をどうしたら打ち破れるのか。それは私の一番の悩みとなり、日々の全エネルギーの大きな部分がそこに費やされるようになっていった。

私の場合、症状そのものはそれほど重かったわけではない。工夫すれば周囲に気づかれないようにすることは可能だった。実際、こちらから言わずして気づかれたことはないように思う。しかし、隠すのにはものすごく神経を使う。どもりそうなときには、言いやすい別の言い回しを即座に考えなければならなかったり、どうにもならなくなりそうな場合には、何気なくその場から立ち去ったりすることもあった。また、言いたいことがはっきりとあっても、どもる姿をさらさないために口をつぐんだり、思ってもいないことにただ頷いてしまったりする場合があったが、そんなときには情けなく残念な気持ちになった。なんで頷いてしまったのだろうか、考えのない人間だと思われるのではないだろうか、と。そうして、どもることに対して常に意識を張り巡らせなければならない日々は、鉛のような重い疲労感を私に課した。

こんな状態では就職は難しいだろう。大学時代も終盤にさしかかると、そう思うようになった。そしてその後、理系の大学院で二年間を過ごす間に、就職は断念しようと気持ちを固めた。海外をふらつきながらフリーでライターをしようと決めて、私は長期の旅に出ることにした。それが、私が文筆を生業とするようになった大きなきっかけの一つなのである。

一〇〇万人が持つ問題

吃音を発症するのは、幼少期の子どものおよそ二〇人に一人、約五%と言われている。そのうち八割ぐらいは成長とともに自然に消えるが、それ以外は消えずに残る。その結果、どんな集団にも概《おおむ》ね一〇〇人に一人、つまり約一％の割合で吃音のある人がいるとされる。これまでにアメリカやヨーロッパ各国、オーストラリア、南アフリカ、エジプト、日本といった国々で各種調査が行われていて、その結果が裏付けとなっている。最近では、幼少期に発症する割合は五％よりも多く、その一方、吃音のある人が全人口に占める割合は一％より少ないとも言われるようになっているが、およそこの程度の割合であるとすると、日本ではざっと一〇〇万人が吃音を抱えている計算になる。

ひと言で吃音と言っても、症状は多様だ。大きくは三種に分けられる。「ぼ、ぼ、ぼ、ぼく」のように繰り返す「連発」、「ぼーーくは」と伸ばす「伸発」、「………（ぼ）くは」と出だしなどの音が出ない「難発」。連発が一番吃音と認識されやすいものの、連発から伸発、さらに難発へと症状が進んでいくケースが多く、一般には、難発がもっとも進行した状態だとされる。

緊張してスムーズに話せなかったり、話すときに「かむ」といった誰にでもある現象と同等に考えられることも少なくないが、吃音はそれらとは明確に異なる。ある言葉を言おうとするときやなんらかの状況下において、喉や口元が強張って硬直し、どうしても動かなくなるのだ。言葉で説明するのは難しいが、鍵がかかったドアを必死に開けようとするときの感覚に近いように思う。そして、話している最中にその感覚に襲われるのではないかという恐怖や不安が頭から離れなくなり、当事者を深い苦悩へと陥れる。

なぜ吃音が起こるのか。そのメカニズムはわかっていない。最近の研究によれば、吃音のある人は、発話に関係する脳の各部位の働き方や部位同士の接続に、吃音のない人とは異なる特徴があるらしいことが明らかになってきたが、そうした器質的な要因に加えて、実生活における環境や、発話するときの状況が症状に影響することが、吃音を複雑なものにしている。

また、本人にとっては深刻でも、他人からは問題がわかりにくい場合があるのも吃音の特徴である。吃音があっても完全に話せないわけではないし、常にどもっているわけでもない。症状が強い人でも、場面によっては問題なく言葉を発せられることもある。うまく話せなくなりそうな場面で沈黙すれば、他の人から見たらそもそも何が問題なのかほとんどわからないということにもなりうるのだ。

原因もわからなければ、時に問題自体もはっきりしない。その上、医学的な治療法があるわけでもないため、吃音は長らく病院では扱われてこなかった。現在も、吃音について専門的な知識を持っているとされる医師は数少ない。

そこには、吃音に対する古くからの社会の認識も関係していると思われる。たとえば一九五六年一月二一日の毎日新聞（夕刊）には、三段にわたって「ドモリの悲劇から子どもを守ろう」と題された記事が掲載されているが、「中央吃音学校」の校長なる人物の談話とされるその記事には、こう書かれている。

《ドモリになる原因は幼時の精神的身体的なショック、厳格過ぎるしつけなどもありますが、最大の直接的な原因は二、三才から七、八才ごろまでの間にどもる大人のまねをすることです》《ドモリの理由がはっきりしているのですから、なおし方も割合簡単で、軽いうちなら特別な知識がなくても家庭でなおせます》。そして、《大体二十日間で大抵のドモリはなおるとのことです》。

つまり、かつてはこのように捉えられていたため、吃音は医師に診療してもらえる〝病気〟として扱われないどころか、時には差別の対象にもなった。また、いまでこそ、しつけやまねが吃音の直接的な原因になるという考え方は否定されてはいるものの、そのような印象もまだ一般には根強く残っているとも思われる。それが、当事者は多くとも医学的研究や社会からの理解が進みにくかった要因の一つであったと言えるだろう。

そうした中、医療関係者として古くから吃音に身近なところにいたのは、「言語聴覚士」と呼ばれる人たちである。言語聴覚士とは、話したり聞いたりといったコミュニケーションや嚥下《えんげ》（食べ物を飲み下すこと）の問題を抱える人を支援する専門職だ。日本で国家資格化されたのは一九九七年であるが、七〇年代から同等の職種の養成が行われ、職務としては存在した。現在、言語聴覚士は全国に三万一〇〇〇人以上を数え（二〇一八年）、その多くは医療機関や介護・福祉施設に勤務している。

吃音は、言語聴覚士が扱う数多くの問題のうちの一つである。ただし、その発症のメカニズムや治療法が不明である以上、彼らが特別な解決策を持っているわけではない。また、吃音のある人自身がそもそも、彼らのもとに行けば何か対処してもらえるというようにはこれまでほとんど考えていなかった。相談に来るケースも少なく、言語聴覚士にとっても吃音は、よくわからない〝マイナー〟な分野だった。

ただ近年、発達障害を始めとする様々な障害や問題が一般に知られるようになるとともに、吃音についても周知が進んだ。それを示す一例として、吃音が新聞に記事として取り上げられた回数の変遷を見てみると、一九九八年から二〇一七年までの二〇年間の毎日新聞では、五年ごとに古い時期から、一七回、二三回、二九回、七二回となり、近年、吃音が話題になる機会が確かに増えていることが見て取れる（毎日新聞のデータベースで「吃音」をキーワードに検索し、その中で、吃音に関する記事と言えるものを著者の判断で選び、集計）。また二〇一三年には、吃音や流暢性障害（言葉がなめらかに出ない、過度の早口など）の研究者、医療関係者、当事者、支援者などが相互に交流し、意見交換を行う場としての「日本吃音・流暢性障害学会」も立ち上がり、年に一度大会が開かれるようにもなった。

そのような時代の流れの中で、言語聴覚士や研究者の間でも吃音への認識が深まり、吃音の改善を目的とする各種方法についても研究が進んできた。だが、前述の通り、吃音のメカニズムが解明したり、こうすれば確実に治るという治療法が見つかったりしたわけではない。また厚生労働省によれば、現状、吃音者を支援する政策のようなものも特にない。すなわち、吃音を取り巻く状況は、着実に変化してはいるものの、当事者が抱える問題は基本的には変わっていないのだ。

人が生きていく上で、他者とのコミュニケーションは欠かせない。

吃音の何よりもの苦しさは、その一端が絶たれることだ。言葉によって相手に理解を求めるのが難しい。さらに、その状況や問題を理解してもらうのも容易ではない。二重の意味で理解されにくいという現実を、吃音を持つ人たちはあらゆる場面で突きつけられる。日常の中でいつ何時、伝えたいことが伝えられない上に、「なんでこの人は言葉を発しないのだろう」「同じ音を繰り返して、いったいどうしてしまったのだろう」という驚きや奇異の視線を向けられるかわからない。そんな不安の中で毎日を生き続けなければならないのだ。

それは、吃音が、常に他者との関係において問題を生じさせるものであることを意味している。それゆえに吃音は、日本では一〇〇万人の問題であるとともに、他の誰ともつながっている問題だということもできる。

『バリバラ』番組収録

髙橋啓太に初めて会ったのは、吃音について取材を始めてまだ間もない二〇一三年六月、NHKの大阪放送局でのことだった。

障害をテーマとしたNHKのバラエティー番組『バリバラ』で今度吃音が取り上げられる。そのことを知って、私は、番組に出演する人たちに直接会ってみたいと思い、大阪で行われる打ち合わせと収録に同席させてもらったのである。

大阪放送局の上階の、指示された部屋を訪ねると、広くて日差しが明るいその空間には、出演予定者たちがすでにいた。吃音を扱う医師の先駆けである九州大学病院耳鼻咽喉科の菊池良和、そして吃音当事者の二人である。

菊池は、吃音を治すより吃音があってもポジティブに社会生活を送れる方向に患者を導く診療や考えで広く知られ、〝吃音ドクター〟とも呼ばれている。当時三〇代で、自身も吃音当事者である。一方、他の二人の当事者もともに若い男性で、一人は大学生、もう一人は三〇代半ばぐらいのお父さん、という雰囲気だった。

当事者の後者の男性は、黒縁のメガネをかけ、柔らかい表情で周囲の人に度々笑いかけていた。眉毛が太く、比較的がっちりした体格の彼の横には、娘さんらしき小さな女の子が座っている。その子が自分の娘と同年齢くらいに見えたこともあって私は彼を身近に感じた。

私が名前を言って挨拶をすると、その男性は顔に若干の皺を作って、人の好さそうな笑みを浮かべた。そして、顎《あご》を上にあげ、ときに身体を後方に反らせながら、懸命に口を動かそうとした。笑顔は、一瞬にして息苦しそうな表情に変化した。

「あ、はい……、あ、……あの、あの」

言葉は出てこなかった。自らの名前をいつまでも言い出せずにいる彼を見て、その吃音の重さがうかがえた。そのまま彼が名前を言うまで待った方がよいのか、こちらからそっと言葉をはさんだ方がいいのか。そんなことを考えるうちに、なんとなく二人で微笑み合ってその場が過ぎた。

しかしその後、彼が娘さんに話しかける様子に目を向けたとき、私は一瞬、別人を見ているような気にさえなった。

「トイレ、行かなくていい?」

彼は私に話そうとしたときとは打って変わって、一切どもらなかったのだ。

自身の子に対してはどもらないのに、他の人に向かってはほとんど自由に言葉が出ない。しかしそれは決して、単に緊張などの問題で説明できるようなものではない。そこに吃音という問題の難しさがある。

後に、彼が髙橋啓太という名であることを知った。名古屋出身の三五歳で、一人娘のももちゃんは私の娘と同じ三歳だった。

　番組の収録が始まると、白いTシャツ姿の髙橋は、他の出演者たちとともに無機質な機材に囲まれた真っ赤なセットの中の座席に着き、司会者の問いに答える形で言葉を発した。

「さ、散、髪、屋へ、あ、あの……、行けなくて、ゆう、勇気を、出し、しし、て、行って、も、……、注文、が、うまく、言え、言え、言えない、こと、が……、多いです」

　ひと言発する度に音が途切れ、次の音を出すために、顔や身体を前後上下に動かす。時に水中から顔だけ出して必死に呼吸するような表情になりながらも、彼は、カメラの前で自らの状況を言葉にした。

　ただでさえ話すのが容易ではなく、人前ならなおのこと苦痛だろうに、髙橋はテレビを通じ、全身で吃音とは何かを伝えようとした。いくら言葉が出なくても、話し切った。そして、実際の内面はわからずとも、彼は度々笑顔を見せた。

　番組は、収録の翌月に放送された。吃音という問題の本質が、当事者の口から、そしてその姿から、よく見える番組に仕上がっていた。カメラは髙橋の職場にも入り、彼が働く姿も映し出した。工作機械の板金加工などを行う会社で髙橋は、ときにコミュニケーションの難しさがありながらもしっかりと働き、同僚から信頼を得ている様子が伝わってきた。髙橋のインタビューも織り込まれ、その中で彼はこうも言った。

「人、前で、どもる、くらいなら、は、は、話したくない気持ち、もある、んです」

それでも、髙橋は自らのどもる姿をテレビの前でさらけ出したのだった。

収録で会ったとき以来、髙橋のことが気になった。ツイッターのつぶやきを見ると、その後も彼が日々苦悩しているらしい様子が伝わってきた。たとえばある日はこうあった。

《朝が来るのが怖くて眠れない。寝ずに朝を迎えたところで、問題は何も解決しないのに。時間を止めて、眠りたい》

直接話を聞いてみたい。そう思い、番組が放送されて二カ月ほど後の一〇月、髙橋に会いに名古屋に行った。

待ち合わせた名古屋駅前のロータリーに行くと、髙橋は車を止めて待っていてくれた。私に気づくと、そのグレーのワゴン車から外に出て、優しい笑顔で迎えてくれた。じっとこちらの目を見つめ、時に眉毛を上下させ、強張った身体を後ろに反らせながら、言葉が出るタイミングを探っていた。

「あ、こ、こ、こん……」

言葉にはならない髙橋の思いは、しかし彼の、苦しげながらも柔らかい表情から伝わってきた。後ろの座席には、ももちゃんが毛布にくるまるようにして乗っている。こんにちは。私がそう言うと、彼女は鋭い視線でじっとこちらを見つめたあと、また窓の方へと顔を向けた。

髙橋啓太の三五年

「きこえないよ！　しずかにしてー」

「これ、たべていい？」

車内の小さなモニターでアニメを見ながら、時折短く声を発するももちゃんに、髙橋は、「うん、ごめんね、ちょっと待ってね」「いま、あげるから」などと、優しくたしなめるように言葉を掛けながら運転する。そして、ハンドルを握って少し上を向くような動作をしながら、私の質問に答える中で、こう言った。

「じ、じつは、か、会社を、辞め……、たんです」

『バリバラ』の中で紹介されていた会社だろうか。確認すると、それは確かに番組の中で髙橋が順調に働いているように見えた会社のことだった。放送からまだ二カ月ほどである。番組に出たことが原因なのだろうか。

「番組が、直接、の、原因、では、ないんです。……妻の、体調がこのごろあまり、よくなくて、子どもの、世話を、自分がし、ないと、いけなく、なって。会、社の人には、家の中の、詳しい状況は、説明し、ないで、辞め、ましたが」

苦しげに、一音一音を絞り出すようにしてそう言った。

聞けば髙橋が抱えている問題は吃音だけではないようだった。家族の事情など複数の大きな問題に悩んでいた。辞めた理由をすっきりと説明するのは難しそうだったが、ただ、その理由の一つとして髙橋はこう話した。

「放送前、放送、され、るのが、怖くなって、しまい、ました。自分、の吃音のことは、いいんです。でも、自分、の、過去については、会、社の、人に、話し、た、ことも、なかった、し、あまり、知られ、たくは、なかっ、たんです。だ、だから、番組のあと、会社に、行き、づらく、なった、っていう、ことは、あり、ました」

抱えていた複数の問題は、小さな分銅一つで均衡を失ってしまう天秤ばかりのように、かろうじてバランスが保たれていたらしかった。そのバランスが、番組に出たことによってわずかに乱れてしまったのだろう。

番組への出演は、髙橋が自らその番組のホームページに自分の過去の経験を投稿したのがきっかけだった。投稿を見た番組側から、出演を依頼されたのだ。まさかそんな依頼を受けるとは思ってもいなかった髙橋は戸惑った。これまで家族にも話していない悩みや過去をさらけ出さなければならなくなるため、どうするべきか深く悩んだ。テレビで自分のどもる姿が流されるのも、考えるほどに恐ろしかった。しかし、吃音を持つ友人の言葉によって髙橋は出演を決意する。

「重い吃音をもつ人が、表に出てくることだけで、意味があると思うよ」

彼の吃音は、確かにそれほど重かった。

これまでの三五年の人生で、自由に話せたという記憶はない。高橋が小学生だった八〇〜九〇年代、世間の吃音への理解は、現在とは全く違った。彼の記憶にある教員の一人は、場数を踏めば良くなるはずだと、授業中も高橋にできるだけ発言するように促した。良かれと思ってやったのだろうと高橋は考えているが、実際は逆効果で、ますます学校に行くのが辛くなった。

高校二年のとき、クラスメートのからかいに耐えられずに学校を中退し、それから何年にもわたって、家に引きこもった状態でほとんど誰とも話さずに生活してきたと彼は言った。

「高校、をやめて、から二年間、ぐらいは、何もしないで、過ごし、ましたが、二〇歳、ぐらいのころ、から、バイ、トを転々と、して、い、ました。そのうち、姉の、紹介で、ドーナツ屋で、働く、ことに、なりました。夜一一時、から朝、七時まで、の仕事で、前の日の、後片付けとその、日の、朝売る分の、ドーナツを作る、んです。みなが帰ったあと、自分一人でやるので、誰とも、会わないで、よかったんです。だから、バイト、している、といって、も、いつも一人で、引き、こもっているのと、同じ、ような状態、でした」

高橋は、人と話す必要のないその仕事が好きだった。何年か続けたあと、母親が居酒屋を始めることをきっかけに辞めて、母の店を手伝うようになる。髙橋には姉と兄がいるが、二人ともすでに独立して家を出ていた。両親はこのころには離婚していて、父親とは一切のやりとりがなくなっていた。そうして、母と二人で暮らす中、母の店という安心できる働き場を得たのだった。

髙橋は厨房で働いたり、掃除をしたりした。そしてそのころに、ふとした縁で紹介を受けて、その後結婚することになる女性と出会った。髙橋はすでに高校時代までの人間関係を完全に絶っていて、付き合いが続いている友人は皆無だった。その状況において、お互いに思い合える一人の女性と出会えたことは髙橋の日々の生活に明るさをもたらした。彼女は髙橋の吃音を特に気にする様子もなく接してくれる。それが嬉しかった。しかしいいことばかりは続かなかった。

「母の、居酒、屋は、三年ほどで、閉める、ことになって、再びバイト、を、転々とする、生活に、戻り、ました。そのうちに、母に、がん、が見つかって……。わかったときは、もう手遅れの、状態でした」

母親は闘病生活に入ることを余儀なくされた。状況が容易ではない中で、病院の近くに部屋を借りて一人で暮らしながら通院した。髙橋は、引越屋や工場の派遣工員といった職を転々としつつ、母の生活をできる限りサポートした。そうした日々の中、娘が生まれた。なんとか母親が生きている間に、孫の顔を見せたいという思いは叶った。そして三三歳になったころ、いよいよ家族のためにより安定した仕事に就かなければと職業訓練校に通った末に見つけたのが、先の会社だったのだ。

　母親は、職業訓練校に通っているころ、二〇一一年に亡くなった。享年六二。三年半ほどの闘病の末だった。父親との関係がなくなっていた高橋にとって、母が唯一の頼れる親だった。だが、その母とも、最後まで、彼の吃音について話をすることはなかったという。母は元来さばさばとした性格で、子どもたちにもあまり多くを語らなかった。ただ、母が自分の残りの時間が少ないことがわかったころに、ひと言だけ言った言葉があるという。

「『ごめんね』って。それ、だけが、唯一の、吃音についての、会話、でした。吃音に、ついて、というより、吃、音を含めた、ぼくの、すべ、ての、状況について、そう、言ったんだと、思いますが、つ、辛かったです……。そんな、こと、言わ、ないで、ほしかった……」

　名古屋市内のコメダ珈琲店で、私は高橋の話を聞いていた。冷えた金属製のジョッキに入ったアイスコーヒーを時々口に運びながら、高橋はゆっくりと話を進める。店内が賑《にぎ》やかになると話しづらいようで、周りの会話や、人の出入りが落ち着くのを待ってから、話を続けた。高橋は、ノミを打って少しずつ石を削るように、一音一音を、力を込めて、懸命に外に出した。

訓練開始

話が進んでいくほどに、髙橋のどもり方は強くなっているようにも感じられた。そして、ふと、タイミングを取るように頭を前後に動かしながら、髙橋はこう切り出した。

「自分は、一度、し、し、死、死のうと、思って……」

身体を力ませ、一語一語、いや、ときに一音一音に数秒をかけて、言葉にする。正面からじっと見つめると話しづらいかもしれないと思い、私は手元のジョッキに視線を下げつつ、彼の言葉の先を待った。すると髙橋の言葉は、自らが死の際に立った瞬間へと向かっていった。話すかどうか迷った末に、思い切って言葉にしたという感じだった。

「私は、高校を、中退、した、あ、あと、一七、歳のとき、じ、自殺、未遂を、したことが……あり、ます。団地の、八、階から、飛び、降り、た、たんです。でも、下に、草の、茂みが、あって……。死ね、な、なかったん、です」

それは、空が曇ったある秋の日のことだった。先行きも出口も見えない日々を自分自身で終わらせるべく、住んでいた公団の建物から飛び降りたのだった。

飛び降りた直後から、記憶がない。気が付いたときは病院のベッドの上だった。大した怪我もなかったのは奇跡的だったが、髙橋にとっては、地獄のような日々から抜け出せなかった、という気持ちが残った。

両親ともに、髙橋が飛び降りた理由について特に詳しく聞こうとはしなかったという。ただ、当時何かと口うるさく言ってきた父親は、それ以降、髙橋に対してほとんど何も言わなくなった。

いずれにしても髙橋は生き延び、その後さらに一八年を生き抜いてきたのだった。

彼は、ほとんどひと言ずつ言葉につっかえ、顎を上げ下げし、身体を前後に動かしながら話し続けた。

「こな、いだ、北海道で、吃音を苦に、自殺、した、という、人の、ニュースが、あり、ました。その、人や、自分以、外にも、すれすれ、の人は、多い、はず、です。仕事に、就け、ない、人などに、対して、打、開策が、ないん、です。そうした、人たちに、対して、早く、なんとか、しないと、と思って、います。自分も、妻と、子、どもが、いな、ければ、いま、ここには、いないと、思います」

一度は「すれすれ」の向こう側に、髙橋は行きかけた。しかしいまは、こちら側で踏み止まらねば、という意志があった。死ぬわけにはいかなかった。下を向いてばかりいることはできなかった。

会社を辞めてから、彼は、ビラ配りなどいくつかのアルバイトを始めた。そこで得たお金と貯金を使ってなんとか日々の生活を成り立たせ、新たな就職先を探しながら、これからどうすれば自分たちが生き延びられるのかを考えていた。

どうしても必要なのは、吃音を治すことだった。治さなければ、という決意は固まっていた。聞けば妻との関係が難しくなり、高橋は、事実上、娘のももちゃんの面倒を一人で見ている状況だった。幼い子を食べさせるために、なんとしても吃音を改善させ、安定した仕事を見つけて働かなければならなかった。

高橋は、数年前に一度通っていた言語聴覚士のもとに再び通い、猛烈に訓練に取り組み出したのだと言った。『バリバラ』で高橋の姿を見たその言語聴覚士が、高橋に、もう一度自分のもとで吃音の訓練をしないかと連絡をくれたのがきっかけだった。

訓練をするのは、自分自身が吃音から解放されたいためと同時に、家族とともに生きていくためでもある。だが、それだけではない思いがあると高橋は言った。

「こんな、重度の、自分でも、治るんだっていう、ことを、吃音で、苦しむ、他の人たちに、示せたら、って思っ、てい、ます。それしか、いまは、自分に、できること、を、思いつかないんです」

訓練はまだ始まったばかりだった。効果を云々言える時期ではない。だが高橋は、これまでにはない手ごたえを感じていた。続ければ改善するかもしれない。もしかすると、何かが変わるかもしれない。

その希望こそが、高橋の原動力になっていた。そこに賭けるしかなかったのだ。

第二章　ただ〝普通に〟話すために

治療と解明への歴史

一九二三年九月、関東大震災のどさくさの中、社会運動家の大杉栄《さかえ》は殺された。東京の憲兵隊本部にて、陸軍憲兵大尉甘粕正彦に絞殺されたのだと言われている。アナーキストとしてひるむことなく自らの主張を行動に移す大杉は、当時の政府や軍部にとってそれほどの脅威だった。

その大杉を特徴づけるものの一つが、吃音だった。社会主義者の山川均はこう記す。

《大杉君は非常に吃《ども》った。ことにカキクケコの発音をするときには、あの大きな眼をパチクリさせ、金魚が麸を吸うような口つきをした》

この文を含む追悼文集『大杉栄追想』（土曜社刊）を読むと、山川を含む寄稿者一六人のうち半分以上が、大杉の吃音について触れている。大杉自身も『獄中記』の中で、二年以上の刑務所生活を送ったあとにどもりが急にひどくなったことを書いている。《その後まる一カ月くらいはほとんど筆談で通した》というほどだった。

大杉は、吃音を自分とは切り離せない「癖」として、特に隠そうともしなかった。だがその一方で、吃音を治すべく吃音矯正所に通っていた。

大杉が通った「楽石社《らくせきしゃ》」という矯正所は、教育学者・伊沢修二によって東京の小石川に設立され、本格的に吃音矯正に取り組んだ日本で最初の施設として知られている。伊沢は、明治大正期において、特に音楽教育の分野で影響力を持った人物である。彼は、日本語や英語の発音の矯正法を探っていく中で、吃音の矯正にも興味をもち、研究を重ねた。

「吃音は、どもる人をまねることなどで身に付いてしまうただの習慣である」

伊沢はそう捉えていた。だから基本的には必ず治る、と。楽石社が創立された一九〇三年から伊沢が没する一九一七年までの間に、彼の方法で五〇〇〇人以上が吃音を「全治させた」とする記録もある。しかしその数字は、決して鵜呑みにできるものではない。治ったといってもしばらくすると元に戻ったとも言われるし、大杉も最後まで吃音を治せていないのだ。

吃音とは何たるかがいま以上に知られていなかったその時代において、伊沢による吃音矯正は日本で少なからぬ存在感を持っていた。しかし彼の方法が吃音治療に効果があったとは考えにくい。それは、現在その方法が全く踏襲されていないことからも明らかだろう。

楽石社を開いた伊沢が没してから間もない一九二〇年代、アメリカでも吃音の研究が本格的にスタートした。それは、実質的に世界で初めての吃音の学術的研究だと言える。その研究をリードしたのが、アイオワ大学で言語障害の問題に取り組んでいたリー・エドワード・トラヴィスだった。

当時、失語症などの研究から、脳の各部位はそれぞれ異なる機能を担うこと、そして言語は一般に大脳左半球（左脳）がつかさどることが知られていた。また一九一〇年代には、ロンドンで行われた学童への大規模な調査から、吃音のある子どものかなりの割合が、元々左利きだったのを右利きに矯正された子であったという結果が導かれ、広く知られるようになっていた。そうした中でトラヴィスは、同じアイオワ大学で精神医学を研究していたサミュエル・オートンの大脳半球についての考えもヒントに、一つの仮説を提出した。それは、大脳は本来、左右半球のいずれかが優位性を持っているが、そのバランスが崩れたときに言語機能が正常に働かなくなり吃音が生じる、とするものである。左利きの子どもは一般に大脳右半球（右脳）が優位に働いているが、それを右利きにしようとすることで大脳左半球が働きを強め、本来の左右半球のバランスが崩れるのだ、と。

この説は、「吃音の大脳半球優位説」と呼ばれるが、より直接的には、左利きを矯正すると吃音になるとする説だと言える。そのいわゆる「左利き矯正説」は、その後の研究で反証も多く挙げられ、現在では一般に否定されている。ただ、九〇年代に行われた脳機能の研究では、吃音者は一般に大脳右半球が過剰に活動しているという結果が得られ、それは、左半球に生じている言語機能の不具合を右半球が補おうとしているゆえなのではないかなどと考えられるようになった。こうした議論がなされる出発点には、トラヴィスの仮説があるようである。

また、三〇年代になると同じくアイオワ大学で吃音を研究していたウェンデル・ジョンソンが新たな仮説を打ち立てる。それは「診断起因説」と呼ばれるもので、吃音は、発育段階でまだうまく話せない子どもに、母親なり周囲の人間が、それを吃音だと捉えて注意したり意識させたりすることによって始まるのだとする説である。つまり、吃音はその人が本来持っている特性ではなく、親などによって植えつけられることで発症するという考えだ。ジョンソンがそう考えたのは、第一に彼自身の過去の経験が関係している。ジョンソン自身、重い吃音を抱えていたが、その症状は、彼が五、六歳のとき、学校の先生からの指摘をきっかけにして両親が、息子に吃音が出始めている、と考えるようになってから悪化していったと彼は信じていたのである。

ジョンソンは、その仮説を裏付けるデータを集め、一九三九年には、彼の指導の下、教え子の大学院生が、後に「モンスター・スタディ」という名で呼ばれることになる悪名高い実験も実施している。まず、吃音症状のある子どもとない子ども計二二人を孤児院から集めていくつかのグループに分ける。そして、彼らの話し方について褒めたり叱責したりすることによってどんな変化が出るかを調べるというものだった。端的に言えば、つまり、吃音がない子たちに対して、症状がないにもかかわらず「あなたは吃音の兆候を示している、その話し方をやめなさい」などと数カ月にわたって注意し続けたら実際に吃音が生じると彼らは予測し、その変化を観察しようとしたのである。

この実験によって吃音のない被験者が吃音を発症したことはなかったが、結果、複数の被験者が実験途中から急に話さなくなったり、不安を訴えたりするようになった。何人かはこの実験を境に、その後精神的に深刻な問題を抱え出したともいう。

この実験については、ジョンソン自身もその後一切公表せず、長年知られないままだったが、二〇〇一年になってアメリカの地方紙によって発見、報道されたのをきっかけに広く知られ、大きな非難にさらされた。そしてその実験から七〇年近くが経った二〇〇七年になって、被験者に対してアイオワ大学が公式に謝罪し、慰謝料を払うという結果に至っている。

ジョンソンの「診断起因説」はすでに過去のものとなった。すなわち、吃音の状態が周囲の人間や環境の影響を受けるということはいまも信じられているものの、吃音がそれだけで発症するという考え方は否定されている。

そして近年、アメリカを中心に吃音の脳科学的研究、遺伝学的研究も進んだ結果、現在では、吃音は、その人の持って生まれた素質（遺伝子）と環境の両面に関係があると考えられるようになっている。九〇年代から二〇一〇年代に行われた七件の双子研究のうち五件では、その遺伝的要因の割合は七〇％あるいは八〇％以上であるという結果になった。

一方、二〇〇五年以降には、アメリカ国立聴覚・伝達障害研究所のデニス・ドレイナらの研究によって、ＧＮＰＴＡＢ、ＧＮＰＴＧ、ＮＡＧＰＡという三つの遺伝子の突然変異が一部の吃音者に特徴的に見られることがわかってきた。ドレイナらは、これらの遺伝子の突然変異が、発話に関係する脳の部位の神経細胞に何らかの影響を与えているのではないかと考えるが、そのメカニズムははっきりとはわかっていない。また、この突然変異によって吃音を発症したと推定できるのは、吃音のある人全体の約一〇％に過ぎないともドレイナらは言う。吃音と遺伝子との関連については、まだ多くが謎に包まれたままである。

治すのか　受け入れるのか

日本でも現在、複数の研究者や言語聴覚士、医師によって、吃音の臨床や治療法に関する研究が進められている。大学などの機関の研究者としては、前述の九州大学病院の菊池良和、国立障害者リハビリテーションセンターの森浩一や坂田善政、金沢大学の小林宏明、北里大学の原由紀、広島大学の川合紀宗、福岡教育大学の見上昌睦《けんじょうまさむつ》らが知られ、その他、各地の病院や施設の言語聴覚士も、それぞれの方法で臨床や研究にあたっている。そうして臨床の方法などに関する知見が蓄積され、効果的とされるアプローチが徐々に絞り込まれてきた。

現在、吃音の治療や改善のための方法としては、主に、

・流暢性形成法（吃音の症状が出にくい話し方を習得する）
・吃音緩和法（楽にどもる方法を身に付ける）
・認知行動療法（心理的・情緒的な側面から症状を緩和する）
・環境調整（職場や学校といった生活の場面での問題が軽減されるように、周囲に働きかけたりする）

がある。その具体的な手法には様々あり、それらを組み合わせるなどして、その人に効果的な方法を探るというやり方が一般的だ。また、これらとは別に、頭の中で好ましい体験をイメージすることで吃音を改善に導く「メンタルリハーサル法」もよく知られている。ただ、どの方法を有用とみるかには、研究者・臨床家によって違いがある。訓練によって症状に直接働きかける流暢性形成法や吃音緩和法を重視する立場もあれば、心理的な側面や周囲の環境の整備に重きを置く立場もあり、見解は分かれる。一方、吃音の原因を解明するための脳や遺伝子に関する長期的な研究は、知る限り、日本では行われていない。

若い研究者も少しずつ増え、活性化しつつはあるものの、日本の吃音研究はまだ手探り

の段階にあると言える。というのも、日本の各地で研究が進められ、それらが互いに共有されるようになってからまだ日が浅いのだ。現在のような状況へと進みだしたのは、二〇〇〇年代に入ってからぐらいのことでしかない。その理由はやはり、前述の通り、吃音が長年単なる癖などとして捉えられてきた影響だろう。

そのように、研究らしい研究が進みだしたのも最近であり、対処法も不明な状況が続く中、吃音のある人たちのよりどころとして少なからぬ役割を果たしてきたのが、当事者が自ら集まってつくる自助団体（または当事者団体、セルフヘルプグループ）である。ここ数年、ＳＮＳの発達などにより、急激に団体の数も増えているが、その中でも、日本で長年にわたって大きな存在感を持ち続けてきたのが「言友会《げんゆうかい》」（ＮＰＯ法人 全国言友会連絡協議会）である。

言友会は、そのウェブサイトによれば、《吃音（どもること）がある人たちのセルフヘルプグループとして、１９６６年に設立され》、《２０１６年1月現在、全国各地に32の加盟団体と約８００人の会員を擁している日本最大の当事者団体》であるという。基本的なスタンスは、《吃音と向き合いながら豊かに生きる》ことを目指すというもので、その基盤にあるのは、言友会の中心的存在であった伊藤伸二らが一九七六年に採択した「吃音者宣言」である。伊藤は、小学校時代から吃音に悩まされ、矯正所に通ったこともあったが治すことは叶わず、その一方、矯正所を通じて同じくどもる人たちと出会う中で吃音と向き合えるようになったという。そしてその経験から、言友会の設立を牽引し、大学でも講師として言語障害児教育に携わるなどするうちに、吃音の関係者の間で名が知られるようになっていった。

その伊藤らは、「吃音者宣言」(たいまつ社刊『吃音者宣言』所収)の中で、吃音を治そうとすることに対して否定的な立場を明確にした。《どもりを治そうとする努力は、古今東西の治療家・研究者・教育者などの協力にもかかわらず、充分にむくわれることはなかった》《いつか治るという期待と、どもりさえ治ればすべてが解決するという自分自身への甘えから、私たちは人生の出発(たびだち)を遅らせてきた》と。そしてさらに、こう記した。

《全国の仲間たち、どもりだからと自分をさげすむことはやめよう。どもりが治ってからの人生を夢みるより、人としての責務を怠っている自分を恥じよう。そして、どもりだからと自分の可能性を閉ざしている硬い殻を打ち破ろう。

その第一歩として、私たちはまず自らが吃音者であること、また、どもりを持ったままの生き方を確立することを、社会にも自らにも宣言することを決意した》

吃音を治そうとするべきではない。いかに受け入れて生きていくかを考えよう。そう訴える宣言なのである。

「吃音者宣言」はさまざまな議論を呼びつつも吃音当事者の間で大きな存在感を持つようになっていった。現在の言友会では、必ずしも会員みなが「吃音者宣言」を受け入れているわけではない。だが、治すことにとらわれず、吃音者同士が出会い交流し、様々な考え方や生き方を互いに共有することで各自が自らの生き方を探っていこうという方向性は、この宣言から始まっていると言っていいだろう。

言友会は半世紀以上にわたって、吃音のある人たちにとって貴重な交流の場を作ってきた。吃音者に与えてきた影響は小さくない。と同時に、言友会の存在は、当事者たちの置かれている状況の一面を映し出しているとも言える。すなわち、各々が吃音とともに生きていく方法を自ら見出していくしかないということだ。出口も治療法も、ないのだから——。

しかし、本当にそうなのだろうか。治す方法はないのだろうか。

羽佐田竜二の方法

「ぼくにとっては、吃音はどうしても治さなければならないものでした。どもっていてもいいという現実は、自分の人生の中にはなかったんです」

そう話すのは、言語聴覚士の羽佐田《はさだ》竜二である。

羽佐田は愛知県内の病院で四年ほど吃音の患者を診てきたが、二〇一四年の早春に、病院勤務を非常勤にして、「つばさ吃音相談室」という吃音改善のための訓練の場を名古屋市内に開設した。自らが正しいと信じる訓練を、病院の方針を気にすることなく徹底的に実践したいと考えた結果の決断だった。そうすることで、きっとこれまで以上に吃音のある人たちの力になれるはずだ、と。その羽佐田を信じ、訓練に取り組み始めたうちの一人が、髙橋啓太だった。

二〇一三年七月、吃音をテーマにした『バリバラ』の放映を見た羽佐田は、登場した髙橋という男性が、何年か前に病院の自分のもとに通っていた人物だと思い出した。髙橋の吃音は羽佐田が診察してきた人たちの中でもとりわけ重く、強く印象に残っていた。しかし髙橋は、三カ月ほど通ったのちに来なくなったきりだった。

テレビで久々に髙橋の姿を見た羽佐田は思った。彼の吃音を自分の力でなんとか改善させることができないか、と。自分なら彼の力になれるのではないか。また、これほど重度の吃音を持つ彼を改善させることができるのであれば、自分の方法は確かに有効だと言えるかもしれない。羽佐田はすぐに髙橋にメールを送り、そして会った。

「自分に再び、機会を与えてもらえないか。自分に人生を預けてもらえないか」

費用は一切払わなくていい。その代り、決してあきらめないでやり続けてほしい。それだけ約束してほしい。そう告げたのだ。

そこには、これから独立して吃音改善の場を開こうとしていた羽佐田自身の計算もあっただろう。髙橋を改善させることができれば、自らの方法の正しさを示す大きな成果となるからだ。ただ、できなければ彼の方法の説得力が揺らぐことにもなりかねない。羽佐田にとって、失敗できない賭けだったとも言えるかもしれない。

一方、髙橋は、羽佐田のその申し出に対して、仕事という領域を越えた情熱を感じた。彼は本当に自分を治そうと思っているのだろうと直感的に信じられた。また髙橋自身も、以前羽佐田の訓練を受けたときは途中でやめ、やり切ることができなかったため、どこかにひっかかる気持ちが残っていた。

羽佐田の決意を聞いた髙橋は思った。この人の言葉に賭けてみよう、と。料金についても、羽佐田の申し出をありがたく受けることにした。そしてなんとしてでも徹底的に訓練を行って吃音を治すのだと、髙橋は決意したのだ。

吃音が根深く執拗であることを誰よりも知り、死の淵まで見た髙橋に、再びやってみようと思わせた羽佐田とはいったいどんな人物なのだろう。どんな訓練をするのだろう。二〇一四年二月、私は、羽佐田を訪ねて名古屋に行った。

羽佐田が立ち上げた訓練の場は、地下鉄中村公園駅から徒歩数分、名古屋市中村区の小さなマンションの一階にあった（後に名古屋市中区に移転）。「つばさ吃音相談室」と書かれたガラス張りのドアから中に入ると、まだ引っ越したばかりのがらんとした部屋で羽佐田が一人、迎えてくれた。細身の身体でメガネをかけ、耳が隠れるほどの長さの髪をした彼は、丁寧な物腰で話し始めた。

羽佐田は当時四〇歳で、自身にも吃音があるという。しかしこのとき、彼は一切どもらなかった。何時間話をしても、吃音者特有の、言葉が喉元に閉じ込められたような様子は見られなかった。それでも彼は、「治った」とは考えていない。いまも吃音はある。数カ月後に、ある講演会の司会をすることになり、そのことでいまから不安を感じているのだと言った。

「たとえば講演者の経歴を紹介する際のように、言い換えのきかない内容を大勢の前で言わなければならない状況は、いまもとても苦手なんです。でも、ぼくはいつも、訓練を受けている人たちに、訓練通りに頑張って話してきてくださいと言っているので、自分だけが逃げるわけにはいきません。だから、引き受けました。ただ、すでにいまから、その日のことが気になってしまっているんです」

ほとんどどもることがなく見えるいまも、彼はそうした不安感に襲われている。それはあがりやすい人が、人前で緊張してうまく話せないというのとは性質が異なる。吃音者は、緊張して頭が真っ白になってうまく言えなくなるわけではない。言うべき言葉がはっきりと頭にあっても、いや、むしろはっきりと頭にあるときに、その言葉を言うことができないのだ。

　一見して吃音があるとはっきりわかる症状があるかどうかと本人の悩みの深さは必ずしも一致しない。羽佐田はその苦しみを身体の芯から知っている。そこから脱するために、彼は自身の身体に深く染み付いた感覚に向き合い、分析して、どうすれば吃音を治せるのかを考えてきた。

「自分の方法は、たくさんある選択肢の中の一つでしかないと思っています。それは絶対的なものではないし、他の方法を否定できるほどの確固たる結果が出ているわけでもありません。ただ、実際にこの方法で吃音が改善されている人がいるのも事実です。その中で、何を選ぶかは当事者の自由です。吃音を受け入れよう、どもったっていい、と考えて、治すという選択肢を自らの意思で放棄することも大いにありです。でも、治そうとする努力を否定するのは、違うとぼくは思うんです。どうしても吃音を治したいと思う人がいれば、ぼくはできる限りのことをやりたいのです」

　羽佐田は、そう度々口にした。自らのやり方を絶対視せず、ただ自分は自らの経験から語っているにすぎないと強調する。その前提に立った上で、彼は自分の方法をより確固たるものにするために、研究を重ね、日々試行錯誤を続けていた。

　吃音は治らないから受け入れよう、〝治療〟や〝訓練〟に時間を費やすことは無駄だからやめるべきだ、とする考え方も根強くある。先の「吃音者宣言」の立場である。本心からその考えに同意できるのであればもちろんいいが、それは簡単なことではない。少なくとも羽佐田は受け入れることができなかったし、治したいと願う大勢の人を彼は見てきた。治らないと決まったわけでも全くない。それゆえに、受け入れるべきという考えを誰にでも当てはめようとする立場に対しては、彼は繰り返し異を唱えた。

羽佐田の実践していた方法は、決して奇をてらった特別なものではない。従来行われてきた発話方法の訓練（流暢性形成法）の一種だといえる。話すときの速度を落とし、話し手にかかる負荷を下げることを基本として、さまざまなパターンの発声練習を繰り返し、ひたすら自分の身体にどもらないで話す方法を覚え込ませる。そうして、緊張するしないにかかわらず、どもらないように自らコントロールできる発話方法の獲得を目指す。吃音症状そのものを治すというより、各人の元来の話し方とは別の、速度を落としたどもらない話し方をまず身につける。それを反復練習によって定着させるとともに、速度を徐々に上げ、より自然な話し方に近づけていくのである。

オーソドックスな方法ではあるけれど、そのやり方一つひとつの細部に、彼自身の綿密な研究と試行錯誤に基づいた意図があった。たとえば、発声練習を行うときは、自分の腹部の動きや呼吸の仕方を意識させ、どうやった時にどもらずに話せているのかを徹底的に理解させる。その方法を、自分で再現できるものとして身につけてもらう。発話速度の調節のためには、パーキンソン病に伴う発話障害の訓練に有用とされる「ペーシングボード」を取り入れている。ペーシングボードとは、異なる色や仕切りで区分けされた細長い板状の器具である。一音一音、発音する度に指でボードの一区画を触るという動作を課すことで物理的に話す速度を遅くするのだ。そのペーシングボード自体も、吃音者が使いやすいように改良を重ねてきた。

電話での受け答えの練習においても、単に通話を模した疑似的な練習をしたり、内線を使って話したりするのではない。実際に外部に複数のスタッフを置き、本物の電話を使って、たとえばホテルに問い合わせをするといったシチュエーションを設定して、スタッフ相手に電話をかける。またはスタッフから突然電話がかかってくるようにして、話してもらう。外部の人の力を借りてのそのような訓練を自由に行うのは病院では難しい。そのために彼は自分自身の教室を持つ必要があったのだ。

吃音に関する知識や情報を見つけることがいまよりも難しかった二〇〇〇年代初頭ごろまでは、吃音を治せると標榜《ひょうぼう》する怪しげな〝矯正所〟のようなものが少なからず存在した。私はかつて、そうした矯正所を調べて回ったことがあるが（第六章で詳述）、主宰者の多くは、自ら吃音を経験し、それを克服してきたという人物だった。治療法のみならず、原因もメカニズムもわかっていない状況では、「自分はこうして吃音を治した」という文句が当事者に訴える力は小さくない。確かに彼らはそうやって治したのだろう。しかしよく聞くと、とても科学的とは言えないのにやたらと「科学」をアピールしたり、あまりにもその方法を絶対視していたりするケースばかりの上、〝治療〟に数十万円といった金額を要求する場合もあった。有用な効果は期待できそうにないどころか、出口のない苦悩を抱えた人たちにつけこんだ悪意あるビジネスだと言ってもいいものが多かった。

そうした矯正所との違いを明確にするためにも羽佐田は細心の注意を払う。料金は、よくある一括前払いではなく、訓練する人が自分に合わないと思ったらいつでもやめられるように、訓練ごとに一回分ずつの精算としている。また半年なり、一定期間通っても効果が一切感じられない人に対しては、自分の方法はその人には効果がないかもしれない、といったことも伝えると彼は言った。

一つひとつの工夫や配慮の中に、羽佐田の、吃音を治すことに対する確かな情熱や執念が垣間見える。その強い思いは、羽佐田自身の過去の経験と関係がある。彼もまた、吃音に大きく人生を動かされてきた一人なのだ。

叶わなかった殉職

羽佐田は、中学時代から吃音に悩み出した。級長を務めていた中学二年のある日、自分がかけるべき号令の「おはようございます！」の「お」がどうしても言えなかった。それを隣の女の子にくすっと笑われたのをきっかけに、吃音は彼の生活を支配するようになっていく。その悩みが、もはや逃げ場のない深刻な問題として羽佐田の前に立ちはだかったのは、彼が社会に出た直後のことだった。

父が消防士、叔父が大阪府警勤務という環境の中で育った羽佐田は、警察官になることが幼いころからの夢だった。ただ、「こんなにどもっていてもなれるんだろうか」という不安は中学時代から抱えていた。自分の考えや伝えるべき事柄が明確にあっても、言葉として発せられない。それで大丈夫なのだろうか、と。

それでも、あきらめる気にはならなかった。そして大学卒業後、彼は見事、警視庁への入庁を決める。きっと父親が喜んでくれる。そう思い、羽佐田は誇らしい気持ちになった。ところが、入庁して警察学校での訓練が始まると、現実の過酷さに絶望した。決められた台詞をはっきりと大きな声で滞りなく発しなければならないことの連続だったからだ。羽佐田は衛生係となり、毎日、同僚たちの健康状態を教官に報告する役割を与えられたが、それは彼にとってあまりにも難しい仕事だった。

《第××期、○○教場衛生係、羽佐田巡査は朝の衛生報告を致します。総員三〇名、現員二九名、事故一名。なお、事故の一名は急性上気道炎により居室休養！》

そうした台詞を朝と夕方の二度言わなければならなかったのだ。

夜寝るときから朝が来るのが怖かった。不安で目が覚めると、何度となく練習したこの言葉を毛布に包《くる》まりながら一人小声で練習する。しかしいくら練習をしても、一時間もしたらまた自分は、教官の前でこの台詞を詰まりながら発するのを知っている。

報告すべき時間が近づくと、教官のいる宿直室の前に立った。決心がつかずなかなか扉が開けられない。いよいよ意を決して入室し、教官を前に報告を始めると、必ずどもった。

「……だ、だ、第、…」

つっかえずに言えたことは一度もなかった。教官は時にこう言った。

「大した申告じゃないだろ！　キチンと言えるようになってから来い」

それでもなんとか報告を終え、朝が過ぎると、今度は夕方の報告のことが頭から離れなくなるのだった。

羽佐田は間もなくノイローゼ状態に陥った。どうしようもなくなって教官に打ち明けると、警察病院の精神科に連れていかれた。医者は吃音に関する雑誌のコピーを羽佐田に渡し、「この方法を試してみて、また一カ月後に来るように」とだけ告げた。付き添いで来た教官はこう言った。

「学校に戻ったら、学校長には『もう大丈夫です』と答えるように」

こんな日々を半年も続けることはできそうにない。しかし警察官でいなければ、という思いは変わらずに強かった。辞めるわけにはいかない。吃音を治すしかなかった。そして羽佐田は、電話帳を調べて見つけた催眠療法の施設に通うことにした。〝どもりに効果がある〟と書かれていたからである。

代々木駅近くの古びた一軒家のような施設を訪ねると、現れたのは白衣を着た中年の男性だった。優しそうな雰囲気のその施術者は、いくつかの説明をしたあとに、小さな三角錐の石らしきものが付いた細い糸を取り出した。彼の言葉に従ってその糸の先を目で追いながら、インチキなのではという思いはよぎった。しかし、この先生がインチキであっては困るのだと、自分自身に言いきかせた。彼に吃音を治してもらわなければならなかった。一日行くのをサボったら治るのが一日遅れる。そう思い、外出が許されている週末、同僚からの飲みの誘いなどもすべて断り、施設に通った。一時間八〇〇〇円ほどしたが、吃音が治るのであればそんな金額はなんでもなかった。

だが、何も効果は表れなかった。一〇回も通うと疑念は抑えようがなくなった。そしていよいよ方法を変えた。今度はサブリミナル効果の療法に通い、そのあとは話し方教室へ。無駄かもしれないと思いながらも次々に新たな方法を試した理由について羽佐田はこう振り返る。

「治す努力をやめるのが怖かったんです」

だからすがりつくようにして通い続けた。しかしそのいずれも、羽佐田を吃音から解放してくれはしなかった。ただ、それでもなんとか時間は経ち、警察学校を卒業する日はやってきた。

その後、警察官として現場に出てからも、困難が軽減されることはなかったが、辞めるという決断はできずにいた。両親を失望させたくない。親の期待に応えなければ、という幼いころからの思いが、常にどこかにあったからだ。だが、精神状態は極限にまで悪化していた。寝汗が耳から枕に落ちる音で目が覚めることもあった。そうして一人悩み抜いた末に、彼は解決法を思いつく。それは殉職《じゅんしょく》することだった。

「職務中に死ぬことができれば、名誉を保ったまま、両親を失望もさせずにいまの状況から解放されるだろうなって。だから、勤務しながらいつも願うようになったんです。誰でもいい、暴漢よ、来てくれ、自分を刺し殺してくれないか、と」

毎日、内にそんな気持ちを秘めながら、制服を着て現場に立った。しかし、暴漢は現れなかった。そして入庁から三年近くが経ったとき、ついに限界が来た。辞める以外の道を考えることができなくなり、心を決めた。

辞めたと父親に告げるとこう言われた。

「そんなに根性がないとは思わなかった」

母親にも、自分の決断への思いを十分にわかってもらうことは難しかった。

その後、羽佐田は、紆余曲折の日々を過ごすことになる。

とりあえず生活費を稼いで生きていくために、かつて路上で拾ったチラシで知った〝探偵学校〟に入り、その後、その運営元である興信所の支社に入社する。そして、探偵とは全く関係ないその会社の本業である不動産登記簿謄本の取得代行業務にかかわる一方で、司法書士の資格を取るための勉強も始めている。だがそれらが何かの形で実を結ぶことはなく、一〇年近い時間だけが過ぎていった。

行き場のない気持ちを抱えているとき、インターネットで偶然に知ったのが「言語聴覚士」という仕事だった。羽佐田は感じた。「これこそが自分がやるべき仕事なのではないか」と。自分が最も深く向き合ってきたことを仕事にし、吃音治療のプロになることで、自分自身、さらには同様の困難を抱える他者の力になれるかもしれない。そう思い、専門学校に通い始めた。

しかし、学校では吃音についてはほとんど教えてもらえなかった。そこで羽佐田は、自身を実験台として研究を始めた。自分がどもるのはなぜなのか。どう身体を制御すればそれを軽減できるのか。訓練をするときに何を注意すべきなのか。あらゆる方法を自分で試してデータを取り、どのような訓練が効果的かを探っていった。

自分なりの論理を組み立て、訓練の方法を具体的に形作っていくうちに、彼自身の吃音に変化が表れた。訓練開始から一年半が経過したころ、羽佐田は自分の発話をコントロールして、どもらないで話せるようになっていた。彼の人生を翻弄し続けてきた難題を抑え込む方法に、ついにたどり着いたのだった。

「ぼくが吃音者の症状の軽減や消失にこだわるのは、もしかしたら自分の過去を変えたいからなのかもしれません。自分の苦しかった経験を原動力に、他の吃音者の症状を改善させることができたら、自分の過去が持つ意味も変わっていくような気がするんです」

変化の兆し

髙橋啓太が、羽佐田の誘いを受ける形で訓練を始めたのは、二〇一三年秋のことだった。訓練開始から一カ月ほどは、教室での指導に加え、自宅で一日三〇分前後、腹式呼吸の練習を行った。二カ月目から、吐く息に声を乗せて発声する本格的な訓練が始まると、日に最低でも一時間は割いて、練習に取り組んだ。仕事を終え帰宅して、家事をこなし、娘のももちゃんを寝かしつけた後、夜の九時から深夜一時ぐらいの間のどこかで、そのための時間をとった。発話が多少コントロールできる段階に至ってからは、行きつけの喫茶店で店員と会話するといったことも、自らに課して練習を重ねた。また、並行して、安定した仕事を見つけるべく就職活動を続けていたため、毎日が訓練であると同時に、実践の場でもあった。

変化は確かに表れた。それはおそらく、髙橋が期待した以上のものだった。彼はよくツイッターに、口で言えない分を吐露するように内面を記したが、このころは、訓練によって起きている自身の変化や思いが、率直に書かれていた。

二〇一三年一一月二四日
《昨日電話で自分の電話番号が言えた》
二〇一三年一二月二日
《今から職業訓練の受講指示の説明会。さきほど受付で軽くコントロールする話し方を用いたら、自分の名前と受講する訓練科名をスムーズに言えた。後ろに人が並んでいなかったのと、書類に書いてある事を読み上げただけなので、比較的話しやすい状況ではあったけど、これは自分の中では凄い事だった》
二〇一四年二月一三日
《今調子が悪い。なら早く寝ろよって感じだけど、眠れないから、吃音の言語訓練をしていた。練習は人を裏切らない。僅かかもしれないけど、必ず変化はある。その僅かな変化が自信に繋がる。その自信が更なる変化をもたらす。今のままではあまりにも厳し過ぎる。吃音を改善して、自分を助けてあげたい》
二〇一四年二月一六日
《訓練を続けていけば、確実に吃音は改善していくと思う。だけど今が苦しい。今を乗り切る事が大変。（中略）結果が出るまでの過程をどう生き延びるか。答えはまだ見つからない。今はただ行動あるのみだな》
二〇一四年三月一二日

《今日のセミナー、録音しておきたかったぐらい、完璧にコントロールできた》
二〇一四年三月二三日
《私はたとえどんなに遅く帰っても、寝不足でも、どんなに疲れていても、身体が動く限りは吃音改善の為の個人練習を毎日続ける》
浮き沈みはあるものの、確かに髙橋は前進していた。自身の人生を支配し続けてきた吃音を、髙橋は初めて、自分でコントロールできる可能性を実感した。一つひとつの小さな成功が、彼をさらに前へと突き動かした。
髙橋にとって、吃音を改善させることは安定した仕事を見つけて生活を成り立たせるためにどうしても必要だった。と同時に、改善することを身をもって示すことが自分の使命にも感じられた。羽佐田もまた、教室での訓練にはいつでも付き合い、髙橋の吃音の改善のためには一切力を惜しまなかった。いつしか二人は、強力なコンビのようにもなっていた。そして二人ともに手ごたえがあった。吃音は確かに改善できる。髙橋も少しずつ、そう信じられるようになっていたのだ。

訓練を始めて半年ほどが経った二〇一四年四月、私は再び名古屋に行った。羽佐田のもとで訓練する髙橋の姿を見るためである。髙橋は、私に会うのは、もっと改善してからにしたいとも言ったが、現状を見たいと言うと承知してくれた。

高橋はこのときも、四歳のももちゃんとともに名古屋駅まで車で迎えに来てくれた。駅前のロータリーで車の助手席に乗り込んで、私は高橋の言葉を待った。

「お久しぶりです」

そう言った後に出てきた彼の言葉は、想像していた以上に流暢だった。どもってはいる。けれども、半年前にコメダ珈琲店で話を聞いたときとは大きく違う。同じ時間内に彼の口から発せられる言葉の数が、何倍にもなっている。感じたままの印象を伝えると、高橋は言った。

「そうですか、そう思ってもらえて、よかったです。でも、これでも、いまはいつもより、どもって、しまっているんです」

ハンドルを握りながら、顔をほころばせて嬉しそうに笑った。半年前には見られなかった表情だった。そして、途中で立ち寄ったドーナツ店では、こんな話もしてくれた。

「『アメリカンドッグ』という言葉が、言えなくて、一〇年以上、買うことができなかった、んですが、それがいまは、買えるように、なったんです。羽佐田さんの教室に、行くときはいつも、コンビニで、アメリカン、ドッグを、二つ買っていく、という、ことを自分に課して、練習して、いるんです」

羽佐田の教室での訓練は、単語や短文を、ゆっくりと抑揚をつけずに読んでいくことから始まった。「……しーんーかーんーせーん、わーにー、きゅーうーりー……」。髙橋が発声し、羽佐田がそれに対して細かくアドバイスを出し続ける。「そう、そのまま、おなかが凹むとこまで凹ませて、そしたらまた、吸って」「うん、いい感じ、そのままで」……。腹部の動きに注目した、呼吸の練習であるという。そうした練習を一五分ほど行った後、フリースピーチや電話の練習という具合に進んでいった。

単語にしても、文章にしても、かなり速度を落としているとはいえ、髙橋は全くどもらずに話し続けた。なるほど、これが羽佐田の言っていた、コントロールした発話なのだろう。速度を下げたり、最初の音を引き伸ばしたりすると、話すときの負担は減る。その負担の少ない話し方を反復練習によって身体に覚えこませ、必要なときに意識的にその話し方に切り替えるのが、発話をコントロールするということなのである。この発話の速度を少しずつ上げていくと、より自然な話し方に近づいていく。

そして自己紹介の練習になると、髙橋は、ももちゃんと羽佐田と私が見守る中、学校の小さな教室のような部屋の前方に立ち、静かに呼吸を整えてから、話し始めた。

「髙橋啓太と、言います。現在は、就職活動中で、石膏ボードの、荷揚げのバイトをしながら、機械加工の仕事を探しています。近況報告としては、私は、参加できなかったのですが、この前の日曜日に、吃音症と、発達障害（の人）の、交流会が、ありまして……」

一定の速度を維持するために「二分間で」と指定された長さぴったりで、やはりどもらずに、近況を含めた話を終えた。内容もまとまっていて充実していた。とてもゆっくりではあったけれど、髙橋は、言おうとしたことが言えていた。半年前には想像できなかった彼のその姿を見て、私は思わず声が出た。

「すごいですよ、髙橋さん！」


髙橋自身にとっても、起きている変化は予想を超えるものだった。いったい何がここまでの効果を導いているのか。そう問うと髙橋は言った。羽佐田のやり方に近い訓練方法を実施している人はおそらく他にもいるだろう。しかし、羽佐田ほど強く「この人を必ず治すんだ」という気持ちで訓練者と向き合っている人はいないのではないか。訓練方法そのものよりも、羽佐田のその情熱が訓練者を大きく後押しし、高い効果を生み出すことにつながっていると自分は思う、と。

だが一方、羽佐田の訓練によって誰もが変わっているわけではない。それは羽佐田自身もわかっている。ただそれでも、髙橋が改善に向かっているのは確かだった。彼を一度は死の際にまで追い詰めた重度の吃音を、自分でコントロールできるかもしれないと、少なくともいま、髙橋に思わしめている。その事実は、吃音に対してなす術《すべ》がないと途方に暮れている人たちにとって、大きな希望となるに違いなかった。羽佐田は言う。

「吃音者がその困難から解放されるのであれば、ぼくは魔法でも薬でもいいと思っています。たとえ何か立派な理論があったとしても、変われないのであれば無意味です。目の前にいる人が変われるかどうか。自分にとって大事なのはそれしかないんです」

そして羽佐田は、さらに続けた。

「去年の一二月、以前自分の患者さんだった人がビルから飛び降りて亡くなられたんです。四〇代の男性で、二年前にぼくが勤めていた病院で吃音の治療を受けていた方です。治療を進め、吃音は改善に向かっていたのですが、顎の病気のために治療が続けられなくなって……、彼とはそれきりでした。そして去年の年末、突然奥さんから電話があったんです。『主人が亡くなりました』って。吃音からうつ病になって、とのことでした。彼とは、夜遅くに病院の時間が終わった後に訓練したりと、いろんな思い出がありました。『電話で、言えなかった言葉が言えて、受話器を置いた瞬間に涙が出てきた』って手紙をくれたこともありました……。彼が望んでいたのはきっと、〝普通に〟話し、〝普通に〟名前が言えること、ただそれだけなんです。そんな極々《ごくごく》ささやかな望みをかなえるために、一緒になってもがくのが、ぼくの仕事だと思っています」

そう一気に話した後、羽佐田はうつむき、しばらくの間、言葉を止めた。

そんな羽佐田を、高橋自身はどこまでも信じていた。

「まだまだ、自分の目指す姿の、半分にも達してない、って感じて、います。これから、もっとずっと、良くなれるって、ぼくは、思っています」

変化は起こり始めたばかりである。訓練を始めてからまだ七カ月ほどしか経っていないのだ。まだ乗り越えるべき高い壁があるのは明らかだったが、羽佐田も髙橋も、すでにもっと先を見据えていた。

「啓さん（＝髙橋）は、秋にある言友会の全国大会でスピーチをするのを目標にしているんです。その場で、どもらずにスピーチする姿をみなに見せたいって」

そう羽佐田が言った。毎年行われている言友会の全国大会がこの年はちょうど、髙橋の住む愛知県で開催される予定になっていた。二人とも、意識はそこに向かっていた。

七カ月後の一一月。もし髙橋がその大会でスピーチをすることになれば、彼はいったい何を話すのだろう。彼の吃音の状態は、そのころどうなっているのだろうか。

第三章　伝えられないもどかしさ

追い詰められたエンジニア

二〇一三年初め、髙橋啓太同様に、吃音による大きな困難を抱えた男性が、ある大学病院を訪れて、吃音の治療を受け始めた。その男性、小林康夫（仮名）は、吃音を治さなければ会社を辞めざるを得なくなるかもしれないという苦境に陥っていた。

吃音患者を多数診てきた担当医師が、「小林さんは自分がこれまで診た中でも最も重度の方の一人です」というほど、彼の症状は重かった。病院に通い始めたころは、それまでになく悪化していた。

「あの、あの、………、こ、こ、こ、……えー、えー……」

自分の名前を言うだけで一分も二分もかかってしまう状態だった。

小林は当時四九歳。妻と一人の息子がいた。幼いころから吃音に悩まされ続け、思うように話せないことは彼の人生の重い足かせとなっていた。

治そうとこれまで多くの方法を試みてきた。地元の高専を卒業後、大都市ほど吃音治療も進んでいるのではないかと東京の会社に就職し、夜間や日曜日に民間の治療院に通い、催眠療法も試みた。吃音への効果を期待して七〇万円もする高周波治療器を買ったり、除霊してもらったりもした。しかしいずれも役に立ちはしなかった。

一方彼は、仕事ではエンジニアとして各種部品などの設計に長い間携わってきた。二〇一三年当時は、地元にある自動車部品や精密部品を製造販売する大手企業に勤めていた。技術職で、人とのコミュニケーションは多くない仕事だったために、吃音に困りながらも、以前は大きな問題もなくやっていくことができていた。しかし、勤続年数が一五年ほどになった二〇〇八年に所属長になり、会議など人前で発言しなければならない機会が多くなると、状況は変わった。話すことへの重圧がのしかかり、吃音の状態は悪化した。精神的にも追い込まれ、うつ病を発症、そして〇九年、親の介護が重なったこともあり、心身の疲弊は極限に達し、休職せざるを得なくなった。

その後復帰し、所属長から外れて他部署に移ったものの、状況は好転せず、一一年の秋に再び休職することになる。すると会社の人事課長に、次のように言われたという。

「吃音を治さなければ、正社員から契約社員になって軽作業をやってもらいます」

契約社員の収入では、家族を養うのは難しい。その上、何年か後に契約を打ち切られて辞めさせられる恐れもある。小林はどうしても吃音を治さなければならなかった。

うつ病は治療によって順調に回復した。そしてその病院からの紹介で、吃音を治すためにこの大学病院にやってきたのだ。

医師と言語聴覚士の指導のもとで言語訓練を続けると、成果は少しずつ出始めた。数カ月もしたころには、病院を初めて訪れたころの極めて重い状態に比べると明らかに改善したと医師も言語聴覚士も確信した。ただ、どもるときは強くどもった。唇を震わせて、「あの、あの、あの、あの……」と何度も口を動かし続け、数十秒にわたって同じ音を繰り返すことも少なくなかった。

それでも、通い出してから五カ月が経った六月のある日、いよいよ復職へ向けて会社に電話をし、人事課長と面談日時について直接話をすることになった。その電話でどもるわけにはいかない。そのため、台本まで作って何度も練習を重ねた末、実際の電話も、診察の時間に病院の遮音室から言語聴覚士がいる横でかけることになった。

その当日、事前に何度か練習を繰り返した後、〝本番〟の時が来た。薄暗い遮音室の中で小林は、練習を思い出して、電話をかけた。

私はそのとき、数十分前に初めて会った小林を、遮音室の外で待っていた。遮音室の分厚いドアがゆっくりと開いたのは、ドアが閉じられて三〇分ほどが経ってからのことだった。

小林は、身長は一七〇センチ台半ばぐらいだろうか、若干肉付きがよいといった体格で、くすんだ色の地味な服を身に着けていた。髪は耳に少しかかるほどの長さで、目鼻立ちは整っている。

その小林が、電話を終えて遮音室から出てくると、とぎれとぎれにこう言った。

「なんとか、できました。緊張して、つっかえ、つっかえに、なって、しまい、ましたけど」


三カ月後――。

会社との面談は無事に終わり、正社員として復職できることが決定していた。出勤初日は二週間後に迫っていた。

吃音の状態も随分よくなっているようで、会って話した時の印象も明るかった。そう伝えると小林は言った。

「最近は、調子のいい日が、多いんですけど、いい日と悪い日の差が、大きいです。病院だと、言葉が出やすい、んですけど、本番（＝会社など）では、やっぱり、話せないんじゃないかって、不安はあるんです」

小林は、再び働けることは嬉しいものの、じつは元の会社に戻ることには積極的になれないのだという。復職して元通りに働けるとしても、吃音が治ったわけではない。結局、吃音について理解してもらえるわけではないだろうし、またこれまで通りに話すことを求められればいずれは同じ状況になる……。

復職を目前にひかえて、気持ちが引けているのだろうか。いや、彼の言葉から判断すれば、そうではなかった。

「元の会社に戻るより、できれば私は、障害者枠で、新たな、会社に、入りたいんです。最初、から、障害者として、扱ってもらった方が、私は安心、して働けると思います」

小林は、障害者として扱ってもらえることを望んでいたのだ。

この当時、吃音によって障害者と認定されるケースは日本ではまれだったが、小林は担当の医師に、障害者手帳を取れるようにしてもらえないかと相談し、診断書を書いてもらっていた。そのことについて、医師は私にこう言った。

「一般論としては、自分も、吃音で障害者手帳を取る必要はないと思っています。でも、小林さんの吃音はとても重度だったし、仕事や生活の面でも本当に困っていたから、診断書を書きました」

吃音の重症度を調べる方法としては現在、複数の研究者や言語聴覚士によって二〇一三年に作成された「吃音検査法」(二〇一六年に第二版)が知られている。自由会話や音読、絵の説明などを通じて吃音の症状を分析・評価する検査である。だがそれが作成される以前は、「ジャックと豆の木」を読んでどもる度合いを調べるという方法が慣習的に取られていて、小林の担当医も、その方法を用いて彼の吃音の程度を評価した。すると八〇文節を読むのに一〇分以上もかかったという。そして医師は、「言語機能の著しい障害がある」旨の診断をし、その結果をもとに小林は身体障害者手帳の申請をし、この時すでに手帳の交付を受けていた。ただ、復職予定の会社には、障害者として戻ることはできそうになかった。その会社の障害者採用枠では、電話の応対ができない人は対象外とされていたからである。

そのため小林は、元の会社への復職のための準備を整える一方で、障害者採用の枠で受け入れてくれる他の会社の求人にも応募していた。会話補助装置も手に入れた。タブレットPCに文字を入力すると音声が出るというもので、その音声を聞かせてもらうと、無機質で鋭い機械音がこう発した。

《ワタシ　ハ　コバヤシ　ヤスオ　ト　モウシマス》

それは、言語として最低限の情報だけを淡々と伝えるに過ぎないものだったが、小林にとっては、相手に理解してもらえるのであれば、どんな音であるかなどは取るに足らないことのようだった。

障害者採用枠で六社を受け、そのうちの五社にはすでに落ちていた。年齢の問題、家族の事情で転勤ができないといった点も響いたようだ。残りの一社は面接にまで進んだが、受かるかどうかはまだわからない。そんな話をしてくれたあとに、彼は言った。

「自分は、あと、一〇年は働かなければ、ならないんです」

一人息子がいま、消防士になるために専門学校に通っている。その息子が卒業し、自立するまでの学費はなんとかめどが立っている。しかし家のローンの返済が少なくともあと一〇年はかかる。そして妻と自分の生活費。休職するときも、生活をどう維持するかが最大の悩みだった。

もはや流暢に話すことを望んでいるわけではない。家族と自分の生活のために、差し当たり吃音をなんとかしなければならなかったのだ。

最悪の場合、死ぬしかない。そこまで彼は覚悟していた。車でどこかに突っ込んで死ぬ方法を考えている、と。

「自分が、万一、事故で死んだら、葬儀はこうしてくれ、ここに連絡すれば、保険金が給付される、といったことを、休職中に、ノートに、書いておきました。正社員に、戻れなくて、収入が、なくなった場合を考えると、そういうことも、考えざるを得なくなります」

ノートには、妻と息子に宛てて、自分の死後、誰に連絡を取るべきか、保険金をどのくらいのペースで使えば残りの人生を経済的に困窮せずに生きられるか、といったことまで事細かに記されていた。自分が死を選んだとしても、家族にはなんとか生きていてほしい。そう願う気持ちが、書かれたメモの一つひとつから滲み出ていた。

そしてそう話していたときからさらに三カ月ほど後のことである。小林からメールが届いた。残っていた一社に受かったという連絡だった。冷静な言葉で綴られていたが、喜びと安堵感が随所から感じられる文面だった。

会社は大手メーカーで、彼は、これまでの経験を生かした設計の仕事ができることになったという。給与は元の会社で正社員でいるよりは下がりそうなため、生活が厳しくなるのが気がかりではあったけれど、合格の通知が届くと気持ちはすぐに固まった。メールにはこうあった。

《今の会社は一年後に吃音が治ってるかで、契約社員にされて、解雇しようとされてもおかしくないので、常に不安を抱えて、気を使いながら働く感じです。

○○（＝合格した会社）で障害者として、安心して堂々と働きたいと思います。妻には悪いのですが収入より、安心して働ける方を取りたいと思います》

そして新たな会社に入社した直後の二〇一四年二月にもメールをくれて、そこには概ね次のように書かれていた。

《障害者枠での採用ですので、補助的な仕事かもしれないと思っていたのですが、大卒や大学院卒の健常者の方たちと同じ仕事をすることになりました。

配属先のグループで簡単な自己紹介をしたときは、会話補助装置となるタブレットをグループ長の個人所有のスピーカーにつないでもらい、それで挨拶をしました。その後、グループ内で業務の説明を受けたときは、私はつっかえながらゆっくりしゃべって受け答えをしましたが、自分のこれまでの経験と重なる事柄が多かったため、「これ程、話が通じる中途入社社員は初めてです」と言われて歓迎してもらうことができました。

電話は取らなくてよくて、打ち合わせやみんなの前でしゃべる時はタブレットを使用しても良いということにもなりました。他はメールを使っての連絡がメインですので、そんなには困ることはなさそうです。みんな、優しくて、とても親切です。転職して本当によかったと思っています》

障害者として生きる、という選択肢があることが、いかに大きな助けとなる可能性があるかを、私はこのとき初めて知った。

小林は、ギリギリのところでひとまず窮地を脱することができたと言える。ただ、彼がこれからも問題なく働き続けられるかはわからない。社会の中で生き、人と直接コミュニケーションを取っていく限り、たとえ障害者枠での採用で働くことができるとしても、吃音による問題が完全になくなることはないだろうからだ。

言葉がつっかえ、意思を思うように伝えられないことは、その人の人生を様々な方向に動かしていく。髙橋、そして小林の経てきた人生を知り、吃音が生み出す無数の物語をもっと知りたいと思うようになった。以来、多くの吃音者に会っていった。

歯科医師の意志

名古屋で歯科医師として働く竹内俊充とは、吃音関係の集まりで知り合った。小柄で少し目じりが下がった優しげな表情が印象的で、物腰がとても柔らかい。会場となったカフェでふと言葉を交わし、互いに自己紹介をする中で竹内は、時々どもり、つっかえながら、言った。

「私はいま、吃音の、ある人たちの、就労を支援する、組織を立ち上げようと、していますす」

竹内は現在四〇代で、自身の歯科医としての仕事は安定しているようだった。ただ、仕事に就く際に吃音によって苦労した一人として、これから社会に出ようとする若い人たちの力になれないかと考えているのだという。

「なんとか、その、組織が、近いうちに、ちゃんと動き出せるように、したいんです」

集まりの帰り道、一緒に乗った地下鉄の中で、その計画について、ゆっくりと、ひと言ずつ言葉を発しながら、彼は話した。まだ構想段階といった状況だったが、計画を話す竹内の表情には穏やかながらも熱いものが感じられた。それだけ彼も、就労の際には自身の吃音に翻弄されてきたのだった。

すでに二〇年ほど前のことになる。

学部を終えて歯科医師の国家試験に合格すると、竹内は大学院に進学した。その間、生活と経験のために医院でアルバイトをしなければならなかったが、大きな困難がその時から始まった。求人を見て電話をしても、どもりながら話すと、「うちには空きがありません」などと理由をつけて断られてしまうのだ。

大学の先生の紹介でなんとかバイト先は見つけることができたものの、そこでもいつも、院長に怒られた。

「小学生でも言えるだろう？　なんでお前はそんなことができないんだ？」

そう言われても、竹内はどもってしまって自分の吃音についてうまく説明することができない。「は、はい、すみません、が、頑張ります」と答えるのが精いっぱいだった。九〇年代当時、吃音についてはいま以上に知られていなかった。それゆえ周囲の人が、いったいどうしたんだろう？　と不可解に思うのは当然だとも感じていたと竹内は振り返る。

大学院を修了すると別の医院に就職したが、厳しい状況は変わらなかった。竹内は、語尾を伸ばすと話しやすくなるために「そうですよねー」などと話すことが多かったが、その話し方について同医院の医師に、「軽く聞こえる。仕事の場には適さないからやめろ」

と言われ、一気に話せなくなってしまった。また、治療後の患者への説明は、一字一句マニュアル通りに話すように求められたが、それも竹内の最も苦手とすることだった。院内での立場は徐々に厳しくなっていった。

「結局、数カ月で、辞めさせられました。うちの診療スタイルと、合わないとか、先生は小児の診療の、方が向いているから、子どもを診ているところに、行った方がいいとか、言われましたが、話し方で、辞めさせら、れたのだと、思います。入ってすぐにそのように言われる理由は、他には、思い当たりませんでした」

仕事の後に白衣姿で話をしていた竹内は、時々少しだけどもり、言いやすいタイミングをさぐりながらそう言った。そして、ふとメガネを外すと目をこすった。

「なんで涙が出てくるんだろう」

照れ笑いを浮かべ、一呼吸を置いてから話を続けた。

自信を失った竹内は、辞めさせられたことを親にも言えず、しばらくは医院に通うふりをしながら、パン工場でアルバイトをした。なんておれはダメな人間なんだ。劣等感に苛まれ、自分の今後に絶望したが、ベルトコンベアの前で黙々と食材に向き合う仕事は、何も話さなくていいという一点によって彼に安らぎを与えてくれた。

しかし、いつまでもそうしているわけにもいかなかった。やはり歯科医師としてやり直したい。そう思い、ある日、ネットカフェで求人情報を調べているときに見つけたのが

「訪問診療」という分野における求人だった。

「訪問するのは、高齢者の方が、多いから、それならぼくの、話し方も大目に見てくれるかな、と思ったんです」

応募し、受けてみると、合格した。

高齢化が進み、要介護人口が増えるとともに、在宅での歯科診療の需要が増していた。だが、やりたいという医師は多くはなく、訪問診療の歯科医の数は足りていない。竹内が見つけた求人も、受けに来たのは竹内を含め二人だけだったという。

その一方、竹内にとってはより自分に合った診療のスタイルだと感じられた。彼はこの分野に、歯科医師としての再起の道を見出した。

うまく話せない分、一生懸命できることをやろうと考え抜いた結果、思いついたのが、言葉で説明するかわりに絵や図を使うという方法だった。当時はそうした方法を新鮮に感じてもらえ、「こんなに丁寧に説明をしてもらったのは初めてです」と患者に喜ばれることも多かった。さらに「話せないならよく聞こう」と心がけ、患者の話を人一倍よく聞く努力をすると、信頼を得られるようになっていく。竹内は、自分の弱点を強みへと変えたのだ。

「この分野だったら、自分もやっていけるかもしれない。そう、思うことが、できました」

竹内は、そう言った。

その竹内が二〇一四年に立ち上げたのが、「NPO法人 吃音とともに就労を支援する会」だ。その後、「NPO法人 どーもわーく」となり、吃音のある人たちの就労支援のためのさまざまな活動を行う団体になっていくが、最初は、インターネット上で吃音のある学生と吃音に理解のある企業経営者をマッチングするという試みから着手した。吃音についてちゃんと知ってもらえたら、理解してくれる企業も増えるはずだ。竹内はそう信じて、第一歩を踏み出したのだ。

「私の歯科医院でも最近、吃音のある医師を、正職員として迎えました。彼は、学生のときに、言友会を通じて紹介してもらって以来、うちでアルバイトをしてくれていました。話す面では、私から見ても大変そうだと、感じるときがありますが、技術的には、しっかりしたものを持っている人です。患者さんへの説明が、うまくできないというのであれば、その点は歯科衛生士なり、周りの人間がサポートすればいい。そうすれば、彼は自らの能力をちゃんと発揮できるんです。いま私がやろうとしているのは、そのように、周囲の理解を広げることで、吃音の人たちが働きやすい環境作りを、することです」

電話番を外してほしい

京都市内の中心部、地下鉄の烏丸御池《からすまおいけ》駅の少し西にあるこぢんまりとしたカフェを訪れると、二〇代前半の若い男性は、すでに奥の席に座っていた。

彼とは一度、勤務先で作業着姿のときに会っていたが、この日、こぎれいな格好をしていると雰囲気はかなり異なった。細身で、整った顔立ちで、神経質そうだが落ち着きがある。名を仮に、栗田泰介とここでは記す。

「自分の記憶にはない幼少期に、利き手を左から右に矯正されました。そのときから吃音が始まったと聞いています。その後、医者に言われて利き手は元に戻したものの、吃音は治りませんでした」

真っ直ぐにこちらを見て、テキパキとした口調でそう言った。彼の吃音は、短い時間会話する分には一見、症状があるのかどうかわからないタイプのものだった。ただ、「た行」から始まる言葉が言えないなど、特定の音を発することができないという。ちなみに、前述（第二章）の通り利き手の矯正が吃音につながるという説は、現在基本的に否定されてはいるものの、栗田のように関連が疑われる例は少なからずある。

栗田が自身の問題を意識し始めたのは中学時代のことだった。そのころはうまくしゃべれないのをなぜだろうと不思議に思うだけだったが、高校に入ると彼は感じた。「これはやばいんじゃないだろうか」と。幸い、苗字の「くりた」はどもらずに言えたこともあり、すぐに大きな問題に直面することはなかったが、大学に入って初めて吃音という言葉を知り、「ぼくはこれなんやな」と気づかされた。そして、大学を終えて就職し社会に出ると、吃音は高い壁となって立ちはだかった。

入社してまず任された仕事が、最も苦手とする電話番だ。一日に何十件もの電話に出なければならず、その度にどもった。

「相手が見えないと、なぜか難発も連発も出て、ひどくなってしまって……」

「何を言っているかわからないから他の人にかわってくれ」と言われることもしょっちゅうだった。それに対して栗田は、「しらんがな。ええよ、じゃあ、もう」と受け流せる時もあったものの、毎日のように続くうちに、少しずつ精神的に追い詰められた。

いよいよだめだと思うと彼は、吃音を診てくれるという病院を見つけ、足を運んだ。診断書を書いてもらい、それを理由に電話番を外してほしいと自ら会社に願い出た。しかし会社からの反応はなく、担当する業務を替えてもらえることもなかった。

「一一カ月で辞めました。毎日が本当にしんどかったです」

そして、再び一から仕事探しを行った末に入社することになったのが、私が知り合った当時勤めていた各種試作品作りの会社である。彼は就職活動の際、いつも履歴書に自分の吃音について書いていた。必ずしもそれが原因なのかはわからなかったが、書類で落とされることが多かった。そうした中で、面接まで進めた数少ない会社の一つがここだったが、この会社では、さらに面接の現場において、思わぬ反応を得ることになった。まだ四〇代の若い社長に直接吃音について伝えると、ちゃんと聞いてくれた上でこう告げられたのだ。

「そんなことは気にしないでいいよ。自分の弱みを見る必要はない。長所をどう伸ばすかにもっと力を注げばいいんだ」

　栗田は言う。

「前の会社では、事前に話さずに入社して苦労したので、今回は、電話はいやです、ということも面接で伝えたのです。社長にあのように言ってもらえたのは、とてもありがたかったです」

　入社後栗田は、希望通り、業務上話す必要がほとんどない仕事を任された。様々な形の試作品を作るために、型に樹脂を流し込む業務である。マスク姿で箱状の機械の前に一人で立つ。話しづらさが仕事を妨げることはほとんどなかった。そのことが、気持ちを随分楽にしていると彼は言った。自らの問題をあらかじめはっきりと伝えることで、適した職にたどりついた例だと言えよう。

　しかしそれでも、吃音の不安が消えたわけでは決してなかった。その後栗田から届いたメールには、こう記されていた。

《本名は書かないでほしいのです。いまは吃音と戦わないで眠らせておくことを選んでい

ます。本名が出て、周りの目が変わることを恐れています》
いま保ち得ているバランスを崩したくないのだろう。なんとか現状が変わらずにあってほしいという、願うような心情がその文面から読み取れた。
また、吃音に関するある講演会を訪れた後にくれたメールには、次のように書かれていた。
《会場の雰囲気にしんどくなり、途中で抜けてしまいました。このしんどさの正体は何なのか。会場の人ほとんどが吃音で同じ方向を見ていることに馴染めない自分がいます。もしかしたら私はいまだに自分の吃音を受け入れられていないのかも知れません》

人生を変えた軽微な事故

もう一人、言語聴覚士の横井秀明という男性についても紹介したい。

彼は名古屋の出身だが、関西の大学に進学し、大学院の法学研究科を修了した後、兵庫県の信用保証協会に就職した。中小企業が銀行などから融資を受ける際に保証人となる公的な機関である。約三〇社を受けて面接で落とされ続けた就職活動において、たった一つの例外となったのがここだった。

話せないことから生じる高い壁の前でもがきながら、なんとか手に入れた職場だったが、営業担当として中小企業を回る日々が始まると、新たな壁が待っていた。

「ぼくは『予期不安』が、とても強い人間なんです」

どもることへの恐怖感である。どもったときの声や表情をさらしたら、相手に驚かれてしまうのではないか、喉が硬直し、空気が凍り付いたような状態から永遠に抜け出せなくなるのではないか、どもったことでまたしばらく自分は深く落ち込むのではないか、それがまた次のどもりを導くのではないか……。話そうとする際にそんな恐怖感が湧き上がり、吃音をさらに増幅させるのだ。

苦手な相手と話す時や、話しにくい内容を伝えなければならない時は、吃音の有無に関係なく誰でも話しづらくなるものだが、吃音者の予期不安や吃音症状はそうした状況下でさらに一層強くなる。

横井が日々の仕事で向き合わなければならない現場は、その意味では最悪のケースであることが少なくなかった。たとえば、保証人になることはできませんと断りに行く相手が、なんとかしろと怒鳴ってくるような人物の場合、横井はほとんどひと言も言葉を発することができなくなった。

「……じ、じ、……上司に、そ、そ、相、談、し、ます」

全身を強張らせながらなんとか言葉を絞り出して、逃げるようにして帰ることになるのだった。

悩みながらもそのまま仕事に取り組んだ。しかし二年ほどこの業務を続け、新規の営業など難しい案件を任され始めると、重圧に耐えることができなくなった。横井は病院に行った。そして抗不安剤を処方してもらうようになる。

すると幸い、薬はいい効果をもたらした。事前に薬を飲めば予期不安は人幅に減り、威圧的な相手に対しても、全く話せないということはなくなったのだ。どもりはしたが、圧倒的に楽になった。

「これでなんとかなる。そういう気持ちになれたんです」

しかし——。

問題は、思わぬところに潜んでいた。仕事が徐々に軌道に乗りつつあったある日のこと、仕事中に運転していた車で事故を起こしてしまったのだ。渋滞時、停止した前の車に軽く追突しただけの事故だったが、それは横井の人生を変える出来事になった。

以前から医者には、薬を飲んだら運転には注意するように言われていた。実際に運転をした感触としては全く問題ないと思っていたが、事故の状況を考えると原因が薬による眠気である可能性は否めなかった。横井は、その同じ月にすでに一度、同じような状況で自損事故を起こしてもいた。

事故の後、営業での車の使用を禁じられる。すると、急激に仕事は進まなくなった。その上、すでに決まりかけていた、協会の補助で経営大学院に通わせてもらうという話も立ち消えになった。職場ではそれなりに評価されていたはずだったが、状況は一気に変わってしまった。おれはもうこの仕事では芽が出ないかもしれない。しばらくするとそんな気持ちが強くなった。そして、事故から七カ月ほどが経ったころ、横井は職場を去った。

「心身ともに疲れていて、しばらく休みたいという気持ちでした。でも、フリーターで、実家に戻るのも気が引けて……」

そんな時にふと、以前より頭の片隅にあったことを、いまこそやってみようと思い立った。それが言語聴覚士になることだった。

横井は専門学校に通い始め、二年間学んで資格を取った。そして名古屋で病院に就職し、言語聴覚士としてのキャリアをスタートさせたのだ。二〇一四年のことである。

横井は落ち着いた口調で話をする。時々言葉がスムーズに言えずもどかしそうな表情をするが、法律を学んだ人間らしい論理性を保ちつつ、言いづらそうな内容でも省略せずに、タイミングを見計らいながらゆっくりと言い直して丁寧に言葉を継ぐ。

吃音の問題に積極的に取り組もうとする言語聴覚士には、横井や第二章で紹介した羽田竜二のように自身に吃音がある人が少なくない。また、吃音がある学生で言語聴覚士になろうと考えている人の話もまま聞かれる。

やはり自らが吃音を経験していることは、言語聴覚士として患者を理解する上でプラスになるのではないだろうか。横井が病院に勤め始めてまもなく一年になろうというころ、そう尋ねた。すると、彼は、いや、現実はそんなものではないんですと、すぐに言った。

「たとえば小児の患者さんの場合、親御さんとしては、この先生も、言葉の問題を抱えているから、我が子の気持ちや、状況をわかってくれる、と思うより、吃音のある先生に、任せて大丈夫なのか？　と思う方が、自然なんじゃないでしょうか」

どもることで患者から不信感を抱かれる場合が実際にあるという。しかし彼は冷静にその現実を受け止めていた。吃音によって不利になるのは仕方がない。それをいまさら愚痴っても始まらない。自らが置かれた状況をしっかりと見つめつつ、彼は、吃音を当事者として知るからこそできることを模索していた。

吃音者同士のつながり

数十人の吃音者が、それぞれの話を聞かせてくれた。各々にその人だけの物語があった。ある二〇代の男性は、小学五年のころにどもり始め、中学時代は、話しかけられるのが嫌で、あえて不良を装い暴力的に振る舞うことで周囲の人を遠ざけたと話した。また、一人の六〇代の男性は、二〇代のころ、吃音で電話ができないゆえに同僚たちと仕事で差がついていくのを苦にし、ある日突然会社を飛び出して、遠くの町に行ったと言った。どうしていいかわからないまま、その町で一〇日ほどぶらぶらした後、死ぬために薬局で睡眠薬を買おうとしたら店員に止められ、思い止まったのだという。彼はその後もずっと吃音に悩まされ、治したいという気持ちは変わっていない。いまも訓練を続けていた。

スムーズに言葉を発せない〝だけ〟に見えても、その症状は、社会の中で生きるのを想像以上に難しくする。日常の諸々、学校、友人関係、恋愛、仕事……。あらゆることに問題が生じうる。中でもとりわけ、社会に出て働こうとするとき、問題が顕著かつ深刻になるケースが多いことが、当事者たちの言葉から伝わってきた。

問題の大きな部分は、まさに「スムーズに言葉を発せない〝だけ〟に見える」ことにあるとも言える。吃音当事者の抱える問題は、じっくりと話を聞かないとわからないことが少なくない。それゆえ、就職の面接などでも、本人の側から積極的に吃音について伝えなければ、状況を理解してもらうのは難しい。さらに、吃音者としては、説明しても理解してもらうのは容易ではないゆえに隠せるならば隠しておきたい、という意識が働く場合も多く、吃音について相手に伝えること自体がそもそも簡単ではない。すると結果として、相手から見たら、コミュニケーションが苦手である人、という以上には判断ができず、何か特別な理解や配慮を求めることは難しくなる。実際、ある吃音当事者はこうも話す。

「面接で、吃音があってうまく話せないために落とされたとしても、それを単純に不当だと言うことは難しいと思います。身体が細くて力がなさそうだから肉体労働には向かないだろうと判断されるのと、ある意味同じと言えるからです」

一方、自分の吃音は障害である、と自身で認識し、公的にもそう判断してもらえるように手続きをし、障害者として生きるという方法も一つではある。しかし吃音は、症状に波がある上、また、生活に大きな影響を与えていたとしても、症状自体は、自分は障害者であると認められるほどには重くない場合の方が多いぐらいかもしれない。そのような状態で、障害者であるという認定を受けることは、可能ではあったとしても、容易にできる選択ではないだろう。

曖昧な状態ゆえに、当事者自身、向き合い方が定まらない。そして周囲も、当事者にどう接するべきか、問題はどこにあるのかを理解しづらいという困難があるのだ。

吃音のない知人の一人は、吃音者と接する状況についてこう話す。

「そのままじっと待っているのがいいのか、それとも言おうとしている言葉を推測してこちらから言った方がいいのか。吃音のある人が会話の中で言葉が出ずにいて沈黙が続いたとき、どう振る舞ったらいいのかがわからないのです」

その点だけについて考えても、人によっても場面によっても、または双方の関係性によっても違ってくる。こうすればいい、という正解はない。

そのような、理解されづらさを抱えながら働き、生きていかなければならないとすれば、吃音者たちはどうすればいいのか。理解してもらうためには、どうしても、吃音者自身が動かなければならないだろう。その第一歩となりうるのが、自分の吃音について話し、わかってもらうこと、すなわち「カミングアウト」である。

これまで吃音については、就職のときなどにおいてはどちらかと言えば、自分からは言わない方がいいのではないかという意見が多く聞かれたが、いまでは、カミングアウトをして積極的に理解を求める方が当事者にとって利益が大きいという考えが主流だと思われる。

歯科医の竹内俊充が立ち上げた、吃音当事者の就労支援を行う「NPO法人 どーもわーく」のスタッフであり、吃音の当事者でもある二〇代の宮脇愛実《まなみ》は、相手に理解してもらうためには、吃音者自身に、もっとできることがあるはずだと言う。

「相談に来る学生の多くが『吃音があるから就職が難しい』というのですが、実際に話してみると、吃音以外の課題が見えてくるケースが多々あります。ちゃんとコミュニケーションを取ろう、という姿勢が見られない人が多いようにも感じます。もちろん、吃音があることで、コミュニケーションに対して消極的になってしまうのはわかるのですが、でも、自分のことを、ただわかってほしいと言うだけでは、相手に理解してもらうのは難しい。本当に自分の問題を理解してもらい、就職したい、と思うのであれば、きっとできることはあるはずです」

宮脇自身、就職活動では苦しんだ。彼女は自分の吃音が大嫌いで、面接にも最初はできるだけ吃音を隠して臨んだが、隠そうとすればするほど心理的な負担が大きくなり、本来の自分を出せなくなるという経験をした。そして、数十社の面接に落ち続け、再び自己分析をする機会があったとき、いかに自分の人生が吃音に支配されてきたかを実感し、それならば、それを否定し続けていいのだろうかと思うようになった。吃音があるからこそできることもあるのではないか。そう考え直し、その後は面接でも自ら積極的に吃音について話していった。そうしてようやく、福祉関係の会社から内定を得ることができたのだった。だが自分自身が就職活動で試行錯誤をする中で、「どーもわーく」の存在を知り、吃音のある人の就労支援に携わることに興味を引かれた。彼女は、できて間もないそのNPOのスタッフとして社会に出ることを決めたのだ。

「口頭で伝えるのが難しければ、たとえば、自分の伝えたい事柄について資料を作って読んでもらう、吃音について説明した資料を渡して面接に臨む、など、問題を乗り越えるために、自ら積極的な行動をとっていくことは必要だと思います」

自分自身に何ができるか。問題を乗り越えるためには、吃音者自身が考え動いていかなければならないのは確かだろう。

それは必ずしも簡単ではないだろうが、そうした行動を支援するために「どーもわーく」という組織ができたように、インターネットによって人と人がつながり交流することが容易になったいまの時代は、当事者同士が意見を交換したり、ともに行動したりといったこともしやすくなった。動ける可能性は広がっているはずだ。その点では、いまは吃音者にとって、以前に比べてぐっと生きやすい時代になったと言えるだろう。

二〇年も遡れば、吃音のある人同士、互いに知り合うのは難しかった。言友会などの自助団体があるとはいえ、そもそもその存在を知ることすら簡単ではなかった。それがいまでは、吃音者同士、ＳＮＳなどで簡単につながれるし、関連する団体やイベントもすぐに見つかる。また、直接会話をするのが難しい吃音者たちにとって、声を出さずともスマホやパソコンでやり取りが可能になったことは、一般的な意味でインターネットによって人と出会うのが容易になったという以上の意味がある。電話での通話が苦手であれば知り合いとも連絡が取りづらかった以前の時代を思えば、メッセージでやり取りができるようになっただけでも人とつながれる可能性が大きく広がったと、日々訓練を続ける髙橋啓太も繰り返した。

中学時代、話しかけられないように暴力的に振る舞ったと話した先述の男性は、ＳＮＳで言友会について知り、入会してから、大きく人生が変わったと言った。それまでは吃音で悩むのは恥ずかしいと感じていたが、同じ悩みを持つ人と出会って、そうではないと気づかされた。また前はうまくいかないことは何でも吃音のせいにしていたが、吃音がすべてではないと思えるようにもなったという。

吃音当事者が集い、相談し合える場も新たにいくつも誕生している。若者や女性の集まり、さらには吃音のある子の保護者・養育者の集まりもできた。また、吃音に関するセミナーや勉強会も、様々な形で開かれるようになり、たとえば先の言語聴覚士・横井秀明は、積極的にそうした場を主催している。

近年のそのような変化は、吃音のある人たちの置かれた状況を少なからず変えたと言える。個々の問題や困難は変わらずとも、助けが必要なとき、誰かに相談したいときに、ひとまず頼る先は見つけやすくなったのである。

年に一度開催される言友会の全国大会「吃音ワークショップ」も、当事者のみならず、その家族や医療関係者など、様々な立場の人が参加する場に発展した。吃音に対する考え方も、症状も、抱えている問題も、人それぞれである。それゆえに、複数の立場の人たちが集い、話し、意見を交換し合うことで見えてくることは多くある。

二〇一四年は、その大会が愛知県で開かれることになっていた。そしてその大会こそ、髙橋が、自らの訓練の成果を試すべく、スピーチをしようと決めた場なのであった。

初めてのスピーチ

二〇一四年一一月、「吃音ワークショップ２０１４　ｉｎ　愛知」――。

三日間の大会の初日にあたる一一月一日の午後、会場となったあいち健康プラザのホールの舞台上には、黒色のジャケットとジーンズ姿の髙橋啓太がいた。

髙橋はこれまで、大勢を前に話をしようなどと考えたことは一度もなかった。だがこの日、赤絨毯の大きなホールに集まった一〇〇名を超える吃音関係者を前に、彼は壇上の席に座って、まさに自分自身の言葉で語り出そうとしていた。

黒いメガネの奥の眼をまっすぐ前に向けて、頻繁にまばたきをした。時々誰かに話しかけられると、いつも通りに顔に少し笑い皺を寄せたが、髙橋は、三六年の人生で初めての瞬間が来るのを緊張して待っていた。

なんとしてでも変化を起こすと心に決めて訓練を始めてから一年二カ月。決意通りの地道な努力と、彼を支える羽佐田竜二の情熱によって、髙橋の吃音は少しずつ、しかし明らかに変わっていった。その変化を、同じ悩みを抱える人たちに見てもらいたい。吃音は改善するのだということを自分の姿で示したい。その思いを実行に移す瞬間が、ついに来たのだ。

髙橋が話を始める前、彼が一年以上前に出演したＮＨＫの『バリバラ』の映像が、壇上のスクリーンに映し出された。それはまだ彼が訓練を始めていないころのものであり、吃音は重く、インタビューに答える髙橋は苦しげな表情に満ちていた。言葉が出せずに、顔全体を力ませて顎を上に突き上げる。その勢いで何とか一音ずつ絞り出すようにして自らの状況を話す様子は、おそらく会場にいた吃音の当事者やその周辺にいる人たちに、言葉が自由に発せないことの意味を改めて思い出させていたはずだった。

番組の映像が終わり、静まりかえった会場に、壇上にいる髙橋の、マイクを通した生の声が響き渡った。来場者への感謝の気持ちを伝えるところから落ち着いた声で彼が話し始めると、会場の誰もが息をのんだ。

「『バリバラ』に、出演する前は、本当に、悩みました。出演依頼は、一度おことわりしました。でも、ディレクターさんに説得されて、あと、今日も会場にお越しくださっている佐藤さん（吃音のある友人）に後押しされて、出演を決意しました」

ゆっくりではあったけれど、番組とは大きく異なるスムーズな話しぶりだった。言葉がつっかえたり、繰り返されたりすることはなく、声はほとんど一定の調子で、髙橋の口から外へ出てきた。七カ月前、羽佐田の教室で自己紹介をしたときに比べても、確かに流暢さは増していた。

さらに、一音一音を嚙みしめるように話すからだろうか。言葉を発することが彼にとって容易ではないとわかるからだろうか。髙橋の言葉は深く響いた。

髙橋は、番組出演後に会社を退職した経緯についても話をした。そしてその後、内面を一気に吐き出すように言葉を継いだ。

「でも、『バリバラ』に出演したことで、それ以上に、大きな変化がありまして、いま、こうしてみなさんの前で……、自分の言葉だけで話せるまでに、吃音症状を改善させることができました……。羽佐田先生のもとで訓練を始めて、今日で一年と二カ月ほどに、なります。昨年、会社を退職してから、子どもを抱えて、気持ちも生活も、いっぱいいっぱいだったところ、羽佐田先生が、ぼくがあきらめない限り、自分もあきらめないと言ってくださって、半ば執念で、毎日訓練を続けてきました。最初は、ただ漠然と続けるだけで、なかなか症状の変化は見られなかったのですけれど……、時間を追うごとに少しずつ変化が表れてきて、いまは日常会話でも、発話をコントロールできるまでになりました。先ほどのＶＴＲでは、挨拶の『おはようございます』を言うことができませんでしたが、いまでは普通に、言えるようになりました」

話すことには慣れていないはずの髙橋の、言葉のスムーズさとともにその内容の的確なまとめ方にも驚かされた。

自由に話すことができず、その瞬間瞬間に絞り出せるわずかな言葉で意思を伝えるしかなかった中で、簡潔に核心を伝える術を彼は自然に身につけたのかもしれなかった。思うように伝えられないからこそ、伝えられる瞬間の貴重さを知っているのだろう。壇上の髙橋が発する言葉にはまさに、彼が長年の苦悩の中で培ってきたものと、生きるために新たに手繰り寄せたものの両方が、刻まれていたのだ。

そして彼の、生来のものらしい、他者に感謝する気持ちを表しながら、話は結びへと向かっていった。

「訓練を始める前まで、人から何かうれしいことをしていただいても、『ありがとうございます』という感謝の言葉を言うことができず、いつも、より言いやすい『すいません』に言い換えていました。でもいまでは、『ありがとうございます』と、言えます。

今日、会場にお越しくださった佐藤さん、オフ会で出会ってからいつも相談に来ってくれまして、『バリバラ』の出演を後押ししてくださいました。今日のこの企画も提案してくださいました。佐藤さん、ありがとうございました。

そして羽佐田先生。羽佐田先生には、今日のために、昨晩、最後の訓練をしていただきました。その際に『訓練をありがとう』とぼくは言ったのですが、訓練をありがとうではありませんでした。羽佐田先生、ぼくを話せるようにしてくれて、ありがとうございました」

髙橋は何度も声を震わせ、この日は吃音ではなく涙で言葉を詰まらせながら、伝えるべき人に思いを伝えて話を終えた。マイクを通して聞こえていた髙橋のかすかな呼吸音が、同時に消えた。そして、客席にいた羽佐田は、こみ上げるものをこらえながら、壇上の髙橋の姿を見つめていた。

吃音だけのせいではない

その夜、髙橋のスピーチの余韻がまだ残る中、私は髙橋の車で、彼の家に向かっていた。事前に泊まる場所を探していたとき、髙橋が、うちでよかったら、と声をかけてくれ、一晩泊めてもらうことになっていたのだ。

髙橋は、会場から複数の友人を車に乗せ、それぞれを最寄駅まで送ったあと、娘のももちゃんと私を乗せて、名古屋市内の自らのアパートへと車を走らせた。すでに外は真っ暗だった。

髙橋は、事実上ももちゃんと二人だけで暮らしている。すでに眠りかけていた彼女を抱えた髙橋は、アパートの階段を上がりながら、「すごい、散らかってますけど……」と繰り返し言った。中に入ると確かに、あふれて行き場のなくなった衣類などが、廊下や部屋の隅っこに山積みになっていた。幼い娘を一人で育て、かつ仕事の不安も抱えた生活がどれほど大変か、その様子からも見てとれた。ただその中で、私を案内してくれた和室だけは整理され、髙橋は布団まできれいに整えてくれていた。

「ほら、部屋で寝よ」

眠気で不機嫌そうな声を出すももちゃんにそう言って、髙橋はまず彼女を寝かしつけた。

　そのころ五歳となっていたももちゃんは、ワークショップの会場では一日中、一人おとなしくおもちゃを広げて髙橋のことを待ち続けた。会場を出るころから見るからに疲れ切っていた彼女は、他の人と話し続ける父親に何度も、「ねー、早く帰ろうよー」と促した。どもったりゆっくり話したりする髙橋に対して、「もう、いちいちどもってないで、早く話、終わらせてよ！」と言わんばかりの形相をする彼女は、「うん、ごめん、もっちょっとだけ、待ってて」と笑って答える父親を、「いや！　いや！」と引っ張り続ける。そんなとき、髙橋の表情はぐっと和らぐ。髙橋の吃音に一切気を使うことなく生活のすべてを彼にゆだねるももちゃんの存在が、髙橋にとっていかに大きな救いかが見ているはどに感じられた。

　そのももちゃんの隣で横になって、彼女が深い寝息を立て始めたのを確認すると、髙橋はようやく長い一日を終えたのだった。

「本当にお疲れ様でした」

　声をかけると、髙橋はほっとした笑顔を見せる。そしてそのまま私たちは、台所のシンクの前で話をした。

　一年前とは別人のように言葉が出る彼の姿に私は改めて驚いていた。この一年の間に髙橋が引き起こした変化は、予想以上のものだった。ただそれでも、生活の大変さが変わったわけではないと彼は言った。吃音が改善して、以前に比べたら明らかに生活はしやすくなった。しかしいまも不安定な派遣の仕事で食いつなぐ日々で、生活の不安はぬぐえない。また吃音が改善されたとはいえ、必要なときにどもらないようにコントロールする方法を身につけただけであり、吃音がなくなったわけではない。コントロールしてどもらずに話し続けるのは疲れるとも言った。だから、コンビニの店員のように話す機会が多い仕事は難しい。

「でも、自分にできる、仕事なら、何でも、やります。若い子の下に、ついて、こき使われても、きつい肉体労働も、何も、苦痛に思いません」

自分の人生の主人公は、いまや娘なんです。娘とともに生きていくためならどんな仕事でも厭わない。とにかく安定した仕事がほしい。しかし、それがまだ見つけられないままだった。

気づくとすでに深夜一時を回ろうとしていた。そろそろ寝ようということになったが、ふと髙橋が、そういえば今日のスピーチで一つ心残りがありましたと、もう一度口を開いた。重要な一日を終えての疲れのせいか、どもる回数をわずかに増やしながら、こう言った。

「本当は、今日、就職も決まった段階で、みんな、の前に、立ちたかったんです。仕事まで見つかってこそ、一応は乗り越えたと、言えるのだと思うので。ただ、自分は、これだけ、話せるようになったので、いま就職できていないのは、吃音だけのせいではないんです。それは、はっきりと、わかってもらいたかった。何でもかんでも、吃音のせいばかりに、していては、だめなんです」

最後は自分自身がなんとかするしかない。あがき続けるしかないのだ。そうすればきっと何らかの道が見えてくるということを、髙橋は身をもって示そうとしているようだった。

しかし、必ずしもそうではないのかもしれなかった。

あがいてもあがいても、どうにもならない場合もある。

そう改めて実感せざるを得なくなったのは、この翌日のことだった。

第四章　新人看護師の死

あまりにも辛い別れ

「吃音ワークショップ」の二日目のことだ。前日に髙橋がスピーチをした壇上に、その日、北海道から参加していた一人の小柄な女性が上がった。二〇一三年七月、吃音のある三四歳の看護師の男性が札幌市内で自ら命を絶ったが、女性は彼の姉だった。

その男性、飯山博己の死については、彼が言友会の会員だったこともあり、吃音者の間ではすぐに広まり、衝撃とともに受け止められた。死を意識するほど思いつめる吃音者は少なくないゆえ、みな他人事とは思えなかったのだろう。髙橋は、飯山の死を知った時、自身の過去とも重なって震えが止まらなかった、と言った。

彼の死は、吃音というものの深刻さを物語る出来事として一般のメディアでも取り上げられた。地元札幌のテレビ局ＳＴＶの番組では、彼の死の翌月に、身近な人たちの声も含めた形で報じられ、北海道新聞では、この出来事と吃音について掘り下げて伝える連載記事が掲載された。そして年が明けて二〇一四年一月に朝日新聞で記事になると、テレビ朝日「報道ステーションSUNDAY」にて、その週の注目ニュースランキングで一位となった。社会全体から大きな関心を集めたことが伝わってきた。まだ新人だった看護師の突然の死。その原因に吃音が関係しているということ。どもるというのは、ただ少し不便なぐらいの問題ではなかったのか。生死に関わるほどのことだったのか、と。

ただ、この日、あいち健康プラザのホールの壇上から姉が話す言葉を聞いて初めて、私は、家族が彼の死の経緯について、いまも納得できずにいることを知った。

飯山は、警察官になるという夢を吃音のためにあきらめることになった後、やっとの思いで看護師になり、札幌市内の病院に就職した。しかしそのわずか四カ月後に、自らの人生に突然幕を下ろすことになった。

家族にとってはあまりにも辛い別れであった。その無念な思いを、姉はひと言ひと言に込めながら言葉を継いだ。そして、「亡くなる前、弟はスマホにこんなメッセージを遺していました」と言ってその言葉を読み上げた。

《相談もせずにこんな結果を迎える形になって本当に申し訳ないです。ここまで育てていただいたことに心から感謝しています。この先の人生に悲観して、生きることを拒否したけれど、誰も恨まないでください。もう疲れました。できない自分、やろうとしない自分、逃げている自分、結局何も変われなかった、こんな自分に価値はなく、このまま生きていても人様に迷惑をかけるだけ。だから、自分の人生に幕を閉じます》

弟の言葉を読み上げる彼女の声から感じられたのは、大きな悲しみだけではなかった。そこには、弟が勤務していた病院への怒りと疑念が込められていた。

「弟が自死するまでに至ったのは、病院での新人教育が原因だったのではないかと私たち家族は考えています」

彼は、緊張する場面で吃音が強く出た。指導者はそれを知りながら、同僚たちがいる目の前で話す練習をさせたり、患者の前で怒鳴ったりした。そうやってどもる弟に特にきつく当たり、彼を追い詰めていったようなのだ、と彼女は言った。

「吃音を含めた人間性を、弟は否定され続けたのです」

小柄な体を黒いスーツに包んだ姉は、声を詰まらせながら、さらに続けた。弟が死ぬほど辛い思いをしたのに気づいてあげられなかったのが人生最大の後悔です。弟の死を絶対に無駄にしたくはありません。自分も社会に訴え続けていきたいです、と。

彼女の言葉とその姿は、強く訴えかけるものがあった。しかし短い時間の話からわかることは限られていた。いったい何があったのか。なぜ飯山は亡くならなければならなかったのか。もっと詳しく知りたかった。この一人の若い男性の死を、このまま終わらせてはいけないと思った。そして二週間後、私は何か糸口をつかむべく、北海道へ飛んだ。

吃音者に対しての職場のあり方

二〇一四年一一月、札幌は地面がうっすらと雪に覆われ、寒さが本格的に始まろうとしているころだった。

札幌での仕事を終えたあと、私は午後六時五四分札幌発のいしかりライナーに乗り込んで、北西へ向かった。外は暗く、すでに景色が何も見えなくなっている。混んでいたが何とか座れて、駅で買った海鮮弁当を掻き込みながら四〇分ほど揺られていると小樽駅に到着した。昭和の時代に戻ったような風情あるホームから階段を降りて駅前の広場に出ると、小柄な女性がこちらを見て会釈をした。飯山の姉だ。私は小走りで向かいながら挨拶を返し、すぐに彼女の父親が運転する車に同乗した。

彼女たちの家に着いたときにはすでに八時を回っていた。北海道らしい二重扉の玄関から中に入ると、彼女の母親がにこやかに迎えてくれた。「寒かったでしょう。さあ、どうぞ」と穏やかな表情で言う姿が、自分の母親に重なった。そしてふと、飯山が自分と同年代であることを思い出した。

居間に通されて入っていくと、その一角に祭壇があった。そこに飾られた遺影によって、私は初めて飯山の顔を知った。

「看護学校の卒業式のときの写真です」

母親の言葉を聞きながら私は仏前に座り、線香を一本手向けて手を合わせた。写真の彼は、がっちりとした身体に淡いうぐいす色の紋付袴を着て、凜々しい笑みを浮かべている。目じりの下がった優しげな眼と頰の笑窪が印象的で、まさにこれから社会に出るという節目を前に、期待感と緊張感を併せ持った表情に見えた。

その新たなスタートからあまりにもすぐ、彼は死んだ。そして家族は言葉にできないほどのショックを受け、呆然とし悲嘆に暮れた。しかしそのうち、なぜこんな事態になってしまったのかを考え、調べていくと、少しずつ病院に対しての疑念が膨らんでいったようだった。病院の対応、同僚の言葉、飯山が残したメモやメッセージのすべてが、何かを物語っているように思えたのだ。

飯山の死に関して主にテレビや新聞が伝えたのは、吃音というものが当事者にとっていかに深刻な問題になりうるか、ということだった。しかし家族の訴えが事実だとすれば、この悲劇は吃音そのもの以上に、一人の吃音者に対しての職場のあり方こそが問題にされなければならないと思えた。

「生きている価値がない、他人に迷惑をかけるだけって、最後のメッセージにあったのですが、弟はそんなことを言う人間ではありませんでした。病院でよほど何かあったとしか思えないのです」

　姉と両親の語る言葉には切実な思いが詰まっていた。ひと言ひと言から、どうしても真相を知りたいという思いが伝わってくる。なぜ飯山は亡くならなければならなかったのか。私は必死に耳を傾けた。しかし、時間はあっという間に過ぎていった。

「もう行かないといけませんね」

　居間の壁にかかった時計を見ながら、姉が言った。三時間近くが経っていて、札幌に戻る終電の時間が近づいていた。諸々の事情から遅い時間にしか来られなかったのが残念だった。帰り際、母親はお土産にと地元の蒲鉾《かまぼこ》などを持たせてくれ、父と姉は来たときと同じく小樽駅まで送ってくれた。

　駅に着き、二人に別れを告げて駅舎へと駆けこみながら心に決めた。必ずもう一度、戻って来ようと。


　翌朝、札幌市内にある件《くだん》の病院を訪れることにした。病院はこの状況をどう受け止めているのかを自分なりに確かめておきたかった。北海道を発つ予定の時刻までまだ少し時間はあった。

　病院は札幌市中心部の北側に位置していた。循環器系の専門病院で、病床数から見ると中規模に当たるらしい。広い駐車場を通って中に入り、受付で「看護部長と話したい」と告げると、内線の電話ですぐ取り次いでもらうことができた。

まもなく受話器越しにその看護部長の声が聞こえてきた。彼女こそが、家族が度々名前を出していた人物だった。はじめは穏やかで丁寧な口調だったが、私が、「飯山さんの件で……」と目的を話すと、しばらく沈黙したあとに声色を変え、不機嫌そうにこう言った。

「突然、取材だなんて失礼ではないですか。どういうルートで私のところにこうしていきなり来ることになったのか、全くわかりません」

私は突然訪問した非礼を率直に詫びた。その上で自分の意向を改めて伝えたが、彼女はただ同じ言葉を繰り返した。では改めて正式に依頼をすれば、取材をお受けいただけますか。そう聞くと、「連絡をもらってから病院としての対応を考えます」と彼女は言った。

私は引き下がらざるを得なかった。しかし、会話の中で飯山についてはその名前すら口にせず、不快感だけを露にした対応に、看護部長の、そして病院の本音が垣間見えた気がした。

それから少し経った後に、私は病院に取材依頼の手紙を出した。返事はすぐに届いたが、「故人の名誉及びプライバシー」を理由に断られた。家族には許諾を得ている、むしろ是非詳細を知りたいと言っている、と書いて再度依頼状を送っても、やはり無味乾燥な短い回答が書かれた一枚の紙が送られてきただけだった。病院がこの件について対応しようという姿勢は一切感じることができなかった。

病院から話を聞くのが難しそうであるのは、他のメディアへの対応からも窺えた。札幌のテレビ局ＳＴＶに対しては、「コメントすることはありません」と答えているし、北海道新聞に対しては取材には応じているものの「亡くなる前日も予兆はなかった」とし、すでに説明は尽くしたとの立場を取っているようだった。飯山と個人的につながりがあった病院の関係者に直接話を聞く方法も探ったが、結果的にはかなわなかった。

ならばまずできるのは、飯山自身についてもっと詳しく知ることだった。飯山はどのような人物だったのか。彼が生きた日々の様子から、その死を少しでも理解できればと考えた。

二〇一五年六月、私は七カ月ぶりに北海道を訪れた。

緑あふれる夏の北海道は、前年一一月とは全く違う美しさに満ちていた。その大地をレンタカーで何日も走り、飯山と親しかった人たちに、会えるだけ会っていった。

断念した夢の先

「明るくて、みなを盛り上げる人でした」

飯山について尋ねると、ほとんどの親しい人たちがまずそう言った。カラオケではＸ

ＪＡＰＡＮを熱唱し、よく物まねを披露した。幅広い事柄に興味があり、特技は「どの年代の人とも話題を合わせて話ができることなんだ」とも言っていたという。写真を見ても、特に高校時代などはいつもおどけた表情で写っていて、隙あらば人を笑わせようとする彼の陽気な人柄を覗かせていた。

周囲によく気を使う人だったともみな口を揃えた。サービス精神が旺盛で、とにかく人の話をよく聞いてくれる。輪に入れないでいる人にふと声をかける。また、みなが嫌がる仕事を率先してやってくれる人でもあったという。

一方、彼の吃音について聞くと、人によって印象は異なった。重かったと言う人もいたが、普段はほとんど気づかないくらいだったと言う人もいる。それは飯山との関係性や、どういう場面で彼と接していたかによっても違っていた。人前で話す時にどもりやすかったのはみな記憶していたが、飯山はそれを冗談にできるキャラクターだったため、彼が吃音をそれほど苦にしているとは誰も思いもしなかったようだった。

しかし学生時代が終盤を迎え、警察官の採用試験を受け出してからは、吃音が彼の人生に少なからぬ影響を及ぼしていることが、周囲にも明白になっていった。受験する度、筆記試験は通るものの決まって面接で落ちてしまう。母は、どうしてだろうと不思議に思い、何気なく聞いてみた。最初は適当にはぐらかされたが、そのうちに、吃音が原因らしいとわかっていった。

「もちろん私たちも、息子の吃音については幼いころから知っていました。でも、明るい子だったから、苦労はしているだろうと想像しつつも、自分で撥《は》ね飛ばしているんじゃないかなとも思っていたんです」

大学で毎日のように一緒に過ごしていたという柴田雅裕も、飯山が試験に落ちた後に飲みに行き、「じつは面接でうまく話すことができないんだ」と言うのを聞いて驚いた。

「面接官に覚えられて、『また受けに来たの？』と言われたと。それに対して『自分は身体が不自由な人の気持ちがわかる警官になりたいんです』と言い返したんだって言っていました」

それでもあきらめず、飯山は、アルバイトをしながら、年二回の採用試験を七年ほど受け続けた。しかし何度受けても面接になると、どうしても言葉が出なかった。言うべきことはわかっていても声にならず、ただ「随伴《ずいはん》症状」（どもりながら話すときに身体の一部を動かす症状）で手足だけが苦しげに動いてしまう。悔しかったに違いない。

そうした中で三〇歳近くになり、飯山はいよいよ長年の夢に区切りをつける。警察官をあきらめて看護師という新たな目標を見出したのだ。ちょうどそのころ突発性難聴という難病を患った母親に付き添う看護師の姿を見て、その仕事に惹かれたという。世話好きで面倒見がよく、警察官を目指す上でも「身体の不自由な人」に思いが及ぶ彼にとって、きっとしっくりくる世界だったのだろう。

意志が固まったのは年の暮れのころだった。時期的に選択肢は限られていたが、翌春から入れそうな学校が見つかった。そうして、小樽の実家から約七〇キロ東に位置する岩見沢に移り住み、新設間もない看護学校に通う生活が始まったのだ。

長く追った夢を断念して、新たに三年、一〇歳ほど若い人たちの中に入って学生に戻るのは、楽なことではなかったかもしれない。が、やはりこの学校でも、飯山はすぐにみなと打ち解けた。同期で入った女性の一人は、「ずっと年上なのに対等に接してくれて、謙虚な人」という印象をもった。同じく親しかった他の同期生は「いつも人のいいところを見つけてくれる人」だったと思い出す。学科の勉強もとてもよくできて、みなから一目置かれる存在だった。

しかし、二年のとき、看護学生の誰もが大変だと口をそろえる病院での実習で、飯山は人一倍苦しんだ。その日一日のことや各自の状況についてみなで話し合うカンファレンスの場ではどもりが強く出てしまい、発表がうまくできなかった。また、患者との接し方においても、複数の点ですべきことができていない、という評価をされた。そして結局合格を貰えず、留年することになってしまったのだ。彼はこのとき、猛烈に落ち込んだという。

早く社会に出なければと焦る飯山にとって、ここでもう一年遅れるのは本当に辛かったのだろう。卒業したら結婚しようと考えていた相手もいたが、このころ別れることになったという。「これ以上待たせられないから」。同期の女性は、彼がそう言っていたのを思い出す。その同期生は言う。

「私も一年休学したため、その後、最後の学年に上がったときに再び飯山さんと一緒になって、久々に会ったんです。そのとき、入学当時は目立っていなかった吃音が重くなっている気がして驚きました。それで思ったんです、きっといろいろあったんだろうなって」

留年やその他の苦労のすべてを吃音に帰すべきかはわからない。それ以外の点で不十分なところがあったとも考えられる。ただ、この同期の女性が感じたように、吃音は精神的に辛いときに顕著になることが少なくないし、そのころの飯山に様々な形で吃音が影響を与えていたことは確かだろう。それでも、彼は乗り越えた。二〇一三年三月、卒業の日はやってきた。看護師国家試験にも合格した。看護師になれたのだ。

札幌に移って四階建てのマンションに部屋を借り、病院に勤め始めた。飯山にとって初めての社会人生活である。それは彼が待ち望み、ようやく手に入れた日々のはずだった。しかし長くは続かなかった。わずか四カ月で、終止符が打たれてしまったのだ。

家族や親しい友人の誰にとっても、飯山の死はあまりに予期せぬ出来事だった。看護学校の友人らは、彼が亡くなる二週間ほど前に一緒に飲みに行っているが、何も変わった様子は感じていない。看護師になってからの苦労をお互いに打ち明けたが、飯山は、自分も普通に大変だよ、という以上は語らなかった。

飯山は亡くなる一年半ほど前から言友会に参加し始め、以来その仲間との付き合いが親密になったが、特に親しかった藤井哲之進でさえ何も変化を感じなかった。そして家族もまた同じだった。母は言う。

「亡くなる一〇日ほど前にうちに来たとき、仕事が楽じゃないとは言っていましたが、まだ入って三カ月が過ぎたくらいだったこともあって、私たちも特別気に留めなくて……。その同じ月に、まさかこんなことになるとは想像もつきませんでした」

しかし亡くなったあとに飯山のパソコンを調べてみると、すでにそのころ、死の方法について検索していた形跡が残っていた。おそらく最後の一カ月は、家族や友人と会いながらも、彼は自らの死について考えていたのだろう。

飯山はその気配を、ほとんど誰に対しても表さずにいたことになる。それはたとえば、実際に飛び降りるに至った髙橋啓太も家族に一切その苦悩を打ち明けていなかったことや、言語聴覚士の羽佐田竜二が警察官となって最も苦しい状況にいたときに、周囲に助けを求めるよりいかに死ぬかを考えていたこととどこか重なるところがある。吃音を苦に死にたいと思う気持ちなど理解してもらえないだろうと、瀬戸際に立たされる吃音者は、あるいは共通して考えるのかもしれない。特に飯山にとっては、紆余曲折を経てついに果たした念願の就職だったのだ。苦しい気持ちを、周囲に、特に家族には見せまいと必死だったとしても理解できる。

ただ、そうした中で唯一、死の直前の飯山の様子に普段との違いを感じたと言ったのが、言友会のキャンプの下見に一緒に行った南孝輔《たかゆき》だった。

「そのとき、いつも以上にひどくどもっていて、元気もなくて、どうしたんだろうって思ったんです」

亡くなったのはその四日後のことだった。

飯山の意思は、スマホに遺された家族宛のメッセージの中に書かれていた。

《誰も恨まないでください。もう疲れました。できない自分、やろうとしない自分、逃げている自分、結局何も変われなかった、こんな自分に価値はなく、このまま生きていても人様に迷惑をかけるだけ。だから、自分の人生に幕を閉じます》

高校時代の友人である佐々木和雄はこの言葉を読んで、言った。

「自分が知っているいいやん（＝飯山）の顔が、この言葉とは全く結びつかないんです」

誰もが言葉を失った。

ひどくちらかった部屋

病院での四カ月間にいったい何があったのか。病院から何も説明がないことに対して、家族は納得できなかった。だから自ら動き出した。

飯山の姉と両親は、現場の状況を知っていそうな同僚のうち話をしてくれるという何人かに会って、話を聞いた。すると、指導者が飯山にだけ特にきつく当たっていたという声があった。姉が愛知のワークショップで話した通り、たとえば、詰め所で同僚たちが見ている中、彼だけ検査の説明の練習をさせられていたことがあったという。何度も、どもりながら言わされて、指導者には「何度練習してもダメだね」などと言われていた。患者の目の前で大声で叱責されたときには、その言い方があまりにひどかったため、患者が他の看護師に、「あの子（＝飯山）は悪くない。指導する人の説明の仕方が悪かったからこうなったんだよ」と言いに来たという。

業務に関するメモが書かれた彼自身のノートを読むと、厳しい現場で苦悩する姿が垣間見える。その中には、「伝えるべきことが伝えられていない」「言葉が足りない」「言うことの練習」など、コミュニケーションに関する事柄が多く見られる。急《せ》かされる場面などでどもりやすくなる彼にとって、吃音のためにできなかったことが多々あったのだろう。そういうときに、指導者から厳しく叱責されていたらしかった。亡くなる二週間前には、

「適性がない」「どうしたら自分が変われるか考えろ」「働けないなら三倍動け」と上司に言われたらしいことも書いてある。

これらの事柄を、ただちに飯山の自死と結びつけることはできないだろう。ただ、病院でいったいどんな指導がなされていたのか、家族が詳しく知りたいと思うのは当然である。

加えて、家族が病院に疑問の目を向けるのには理由があった。飯山の死の直後からすでに、何かおかしいと感じる点が複数あったのだ。母が言う。

「その日、夕方四時前ごろに、病院から私たちの家に電話がありました。息子さんが連絡もないまま欠勤しているから心配している、電話しても出ないんだと。最初はそれほど深刻には考えていなかったのですが、あまりに心配だと言われたので気がかりになったのです」

確かに息子に電話をかけても応答がない。そこで母は、学校で事務を執《と》る姉に電話をした。姉は母の話を聞いて、すぐに胸騒ぎがしたという。

「母が、『看護部長からかかってきた』って言ったからです。『ほんとに看護部長って言ったの？』と確認すると、『そう言った』って言うんです。看護部長というのは、病院の中ではかなり上の立場の人です。新人看護師の一人が数時間仕事に来なかっただけで、看護部長が直々に電話してくるのが、とても不思議だったのです」

姉はすぐには職場を離れることができなかったため、札幌にいる伯母に連絡し、母親と一緒に飯山のマンションに行ってもらうよう、頼んだ。それを受けて、伯母と母はすぐに駆けつけ、合鍵で飯山の部屋に入った。

ひどくちらかった部屋の中には、飯山が一人、眠るように横たわっていた。触れると身体は冷たかった。その後やってきた救急隊員は言った。

「お母さん、もう難しいです」

洗面所には洗濯物が山となり、流しにはインスタント食品の容器が食べたまま置かれていた。母が記憶していた部屋の様子と全く違った。そのすべてがあまりにも予期せぬ事態で、母はただただ気が動転するばかりだった。

しかし、もしかすると病院は、こうなるかもしれないことを危惧していたのではないか。後に家族はそう感じるようになる。看護部長から直接電話がかかってきたことに加え、飯山のスマホの履歴を見ると、この日一二時半からの勤務予定に対して、その一五分後からの三〇分間に、病院から実に六回もの着信があったのだ。その上、母親が合鍵を持って部屋に行く前に、病院の人間が彼の部屋の前まで訪ねてきたことがわかっている。

その日の午後三時から飯山は看護部長と面談する予定だったという。とすれば実家に電話したのが看護部長であったことには一定の納得はいく。しかし、心配だと実家に電話があること自体や、出勤予定時刻後すぐの多数の着信、部屋の前にまで人を確認に行かせているることは、病院側に何らかの予感があったのを感じさせる。その三日前に主任らとの面談もあり、同じ新人の同僚によれば、飯山はその後とても落ち込んでいたという。辞めたいとも言っていた。きっと看護部長と面談するのがよほど辛い状態になっていたのではないか。母は後に、なぜ飯山がこの日に死ぬことを選んだのかを考えながら、そう思った。

亡くなった二日後、通夜の前日のこと。初め、飯山を密葬で送るつもりだと病院に伝えると、花を出すので斎場の場所などを教えてほしいとのことだった。だがその後、やはり一般的な葬式にし、自死を公表するつもりだと告げると、病院は態度を一変させた。

「公表されると病院の求人に影響が出るって、母に電話で言ったんです。募集しても看護師が集まらなくなるから困ると。それが大切な家族を亡くした人に言う言葉でしょうか」

強い口調で姉が言った。花も出せるかわからないというので、「それなら、花輪もお焼香も要りません」と、呆れた思いで母は電話を切ったという。

翌日の通夜には看護部長、事務長、病棟の看護課長の三人が来たが、初対面の父親へひと言挨拶をするでもなく帰っていった。また、後に家族が聞いたところでは、葬儀が終わってしばらくしてから、同僚が飯山の家にお焼香に行きたいと上司に言うと、事前に病院の許可をとるよう求められたという。そのせいか、その後誰ひとりとして病院関係者はお焼香に来ていない。

「最初は、もしかしたら息子が患者さんに、何か取り返しのつかないミスをしてしまったのかな、とも思ったんです。でもそうであれば、病院側も言ってくるはずです。何も言ってこないところをみると、別の原因が何かあったのではないかって考えるのは、自然だと思うのです。そうして、息子が遺したメッセージの中の『誰も恨まないでください』という言葉の意味を考えるようになったのです」

なんとか真相が知りたかった。しかし、家族が自分たちで調べるのには限界がある。飯山の同僚たちもみな立場があり、「協力は難しい」と言われれば強くは押せない。事情を知る人たちが口をつぐめば真相は見えようがない。

救いが見えてこない中、二〇一五年三月、家族は調べた内容を元に労災の申請を行った。それは、飯山の死に誠実に向き合っているようには見えない病院に対しての、家族の心からの訴えだった。だがこの際にも、病院の驚くべきいい加減さが露呈する。家族が予想した通り、病院は労災の証明を拒否したが、病院側の拒否理由書を受け取りに行き確認すると、そこには飯山の名前が間違って記載されていたのである。書かれていた名前は、新聞の記事で使われた仮名だった。姉は言う。

「おそらく病院は新聞記事を出してきて、その記事を見ながら拒否理由書を作成したのではと思います。あまりにも適当な対応に労働基準監督署の方も呆れていました。一人の職員の命を何だと思っているのか。本当に腹立たしくなりました」

みんなに追いつきたい

家族や友人たちとの間で何度も話にのぼったのが、なぜそもそも飯山は、循環器系を専門とするこの病院を選んだのかである。生死に直結する病気を多く扱い、迅速な対応が求められるこの分野では、吃音があると看護師としてやりにくいのではないか。周囲の少なからぬ人がそう危惧したのだ。看護学校で担任をしていた佐藤悦子は、吃音で苦労する飯山の姿を長く見てきた立場として、「緊急性のある科は難しいのではないか、もっと合った病院があるのではないか」と彼に伝えていた。日常的には彼の吃音をそれほど意識することがなかった家族や大学時代の友人たちにも、同じような懸念があった。

それでも飯山は、この分野に進みたいという思いを曲げなかった。やりたい、という強い思いがあったのと同時に、彼には、この病院であれば大丈夫だと考える理由があった。就職説明会のブースで、その病院の当時の看護部長と直接話す機会があり、「吃音があるから看護師に向いてないということはない、循環器系で働きたいなら自分の病院に来なさい、万全の態勢で待っているから」と言われていたのだ。その看護部長は、飯山の看護学校の講師もしていて面識もあったため、彼女の言葉は飯山にとって大きな安心材料となっていた。

しかし、飯山が病院に勤務し始めた時、看護部長は別の人物に替わっていた。思いもよらない事態に彼は不安になったが、だからといってやめるというわけにもいかなかった。引き継ぎはちゃんと行われているはずだ。そう信じて病院に勤め出した。勤務開始後、書面で自己分析を提出するときにも、吃音についてはっきりと書いた。《吃音があり、緊張する場面で言葉が出にくくなる。急かされるとさらに言葉が出なくなる》と。だが、そのことが考慮されている様子は一切なかった。

まだ看護学校に入る前、飯山が警察官の試験を受けながらアルバイトをしていたのは、近所にあるおもちゃ屋だった。言友会で仲の良かった藤井は、飯山がその店でのことを話すときは本当に楽しそうだったと振り返る。当時その店の店長だった菅原えみこは、子どもたちに慕われ、とても生き生きと働いていた飯山の様子を教えてくれた。

「電話にも出ていましたし、イベントで子どもたちをまとめたりもしてくれて、吃音があるからこれができない、ということはなかったと思います」

飯山はきっとそこでは、心から安心して働けたのだろう。彼のよさを存分に発揮できる場所だったのだ。

大学のゼミで一緒になって以来、飯山がとても親しくしていた一人に近藤依子がいる。近藤によれば、一人でいるのが好きだった自分を、「おせっかいな飯山くん」が気にかけてくれたために話すようになり、以後、大学を卒業した後も親友のような間柄だったという。彼女もまた、飯山の性格も吃音についてもよく知っていたからこそ、何度も彼に強く言った。看護師はきっと向いている、でも急かされそうなところは絶対にやめた方がいい、小児科が一番合っているのではないか、と。しかし飯山の意志は固かった。

「難しくて大変そうな循環器系に行くことで、みんなに追いつきたいっていう意識があったんじゃないかなとも思うんです。三四歳になって初めて正規の仕事に就くということへの焦りや引け目のようなものが、飯山くんを無理に背伸びさせてしまったのかなって……」

涙を隠さず、悔しそうに、近藤はそう言った。

飯山についてみなが言っていたことがもう一つある。それは、彼がほとんど自分の内面を語らなかったことである。親しくしていた友人たちにも、彼の心のうちはなかなか見えてこなかった。弱音を吐かない人だったともみな言った。

その点について、大学時代の親友の一人である柴田が言った言葉が忘れられない。

「いいちゃん（＝飯山）は、いつも聞き役に回る人でしたが、かつて何度か、深い悩みをぼくに打ち明けてくれたことがありました。そのときだけはかなりどもっていたのを覚えています。そういうときに、ああ、いま本音を語ってくれているんだなって感じたのです。もしかしたら、いいちゃんが自分についてほとんど話さなかったのは、吃音のある彼が身につけたある種の〝処世術〟だったのではないかって思うんです。話すのではなく聞くことで人の輪に入っていくということを、無意識であれ、ずっとやってきたのかもしれないな、と」

唯一の動く姿と声

飯山の死を伝えたテレビのニュースでは、彼が吃音に関する研修会で講演する様子が流された。亡くなる一年ほど前の映像である。濃い色のスーツにネクタイをしめた姿で壇上に立ち、飯山は自らの吃音について、吃音者として社会へ求めることなどについて、話をした。言葉の出だしで詰まり、時に苦しそうに「んー、んー」という音を挟み、身体を前後に動かしながら、優しげな声で言葉をつなぐ。そして最後をこう締めくくった。

「私のように、……たくさんの悩みを抱えた、吃音者が、少なくなる社会を願って、私の発表を、終わらせていただきたいと思います」

私にはそれが唯一見ることができた、彼の動く姿と声だった。

穏やかな初夏の北海道で、家族や友人らが、時に笑い、時に涙をこぼしながら飯山について話す様子を見るうちに、その映像で見た以外の彼の姿が、私にも思い浮かぶようになった。友人らと飲みながら、「そうだね、そうだね」と相槌を打ってじっくりと話を聞く姿。おもちゃ屋に来る子どもや病院の患者に気さくに話しかけ、相手を和ませる姿。ふと声が聞こえたような瞬間もあった。

　一連の取材を終え、レンタカーで空港に向かう途中、飯山のいくつもの表情を心に思い描きながら、彼が最後に住んだ札幌のマンションを訪れた。ベージュ色のこぎれいなそのマンションは大通りから少し入った静かな通りに面している。彼の部屋は最上階の四階の道路側の角だった。入り口を入って階段を上がり、部屋のドアの前に立つと、焦げ茶色のドアはきれいで、まだ新しく見えた。

　飯山は亡くなる前夜、大好きだった回転ずしを食べに行った。そして当日の朝、一度外に出て最後に必要だったものを買いそろえてから、部屋に戻ってきたことがわかっている。朝、最後に階段を上がり、銀色のドアノブを回して部屋に入る彼の姿を想像した。しかしその表情だけは、どうしても思い浮かべることができなかった。

　私は彼に繰り返し問うた。いったい何を思いながら、このドアを開けたのですか、と。

第五章　言葉を取り戻した先に

うまく話したいとは思わない場所

二〇一四年一一月の「吃音ワークショップ」でのスピーチを終えてからも、髙橋啓太は熱心に訓練を続けていた。あの日のスピーチは、彼にとっては一つの通過点に過ぎないのだった。

生活上必要なときにスムーズに発話できるようになるのが訓練の目的であるとすれば、それはすでに果たされつつあった。ただ、コントロールしたときの口調はゆっくりで若干の不自然さがあったし、〝普通に〟話すという状態からはまだ距離があった。髙橋はより高いレベルでの改善を目指していた。

仕事の問題も、その後もなかなか解決には至らないままだった。娘のももちゃんとの生活を安定させるためには正社員の仕事に就くことが必要だったが、たとえば子どもが病気で急に休まなければならなくなるといった状況を理解してくれ、その上、三〇代後半の高橋を雇ってくれる会社はそう簡単には見つからなかった。高橋自身、これといった技術を身につけていないということもある。また、必要な事柄を言葉で伝えることに抵抗がなくなっても、実際に人と会話するのには躊躇してしまうと高橋は言った。吃音そのものが軽減されたとしても、長年の吃音経験によって形成された、人とのコミュニケーションに対する慣れなさや苦手意識は、簡単には変わらないことに彼は気づかされた。

電話をかけて、完璧だったと思えるときもあれば、最悪なほどどもってしまうときもあった。浮き沈みは大きく、髙橋は、時に深いうつ状態に陥ったりしながらも、保育園にもちゃんを預けて一日一日派遣の仕事をこなしていった。そして毎日、訓練を続けた。

そんな日々を送る中で、彼には一つ、救いとなる場所があった。それが、名古屋市昭和区、地下鉄八事《やごと》駅のすぐそばにあるBook Cafe Co-Necco（こねっこ）である。

Co-Neccoは、発達障害などの障害を持つ人にとっての居場所になれば、という目的で上口《うえぐち》美弥子という五〇代の女性が、二〇一四年三月に開いたカフェだ。ログハウスを思わせる内装の、温かな雰囲気の店内には、テーブルと本棚が並び、奥にはちょっとした会合を開けるほどのスペースもある。

このころ髙橋は、毎週のように土曜日はももちゃんを連れてこのカフェで過ごすようになっていた。上口は当時を振り返ってこう話す。

「髙橋さんは、一時期一番の常連さんでした。いつもももちゃんと二人で来て、ももちゃんがおもちゃを広げて、髙橋さんはにこにこしながら一緒に遊んでいるという感じで。そこに誰か他の人が加わって遊んだり、話しにきたり。また、発達障害のある方が一人でぽつんとしていたりすると、髙橋さんは、『一緒に何かしましょう』とよく自分から話しかけたりもしていました。でも、無理に輪に入れようとはせず、あくまでも、相手の気持ちを尊重しながら見守っている感じでした。大変な時期もあったんですよね。でも、彼はここではそういう様子は全く見せませんでした。

私はこのカフェを開く前、二〇一二年から、発達障害のある人たち同士の交流会を主催していたのですが、髙橋さんは発達障害についても知りたかったようで、その最初のころから参加されていました。そのころは本当に吃音が大変そうで、私たちは、髙橋さんの言うことを半分推測しながら話をするという状況でした。しかし、このカフェができてしばらくしたころからは、すごくいろいろと話せていたように記憶しています」

上口は二〇一一年に、発達障害のあった二一歳の息子を自死で亡くしている。息子は幼いころから「自分はここに生きている人間ではない」という思いを抱え、何度も何度も死のうという試みを繰り返した。それがついに現実のことになってしまった、という感じでしたと上口は言った。

その後、息子が携帯電話に残した遺書に《発達障害の人達が生きやすい社会を願って》と書かれていたのを読んで、上口は当事者同士の交流の場が必要だと感じ、交流会を開くようになった。その交流会の会場になればという思いから開いたのがこのカフェ、Co-Neccoだった。

高橋はよく言っていた。

「Co-Neccoは自分にとって、実家のような居場所です。苦しいときの支えでした。ここがなければ、いまの自分はなかったようにも思います」

毎年みなでバーベキュー大会やクリスマス会をする。のみならず、ももちゃんの誕生会もCo-Neccoで開いてもらった。「ももちゃんは、このカフェで育ったとも言えるかもしれませんね」と上口は笑う。また、高橋が頻繁に来ていたのもきっかけになったのだろう、吃音のある人たちにとっても集いの場となっていた。たとえば、ここで吃音のある就活生・新社会人の交流会が開催されると、三〇名ほども集まるという具合である。

高橋はいつも、Co-Neccoの経営についても気にしてくれると上口は言った。

Co-Neccoは利益を第一に考えてはいないため、経営的には楽ではない。上口は名古屋大学で分子生物学を研究する研究者であり、彼女自身の持ち出しによって足りない分は補ってきた。実家を売って得た金銭の一部もこの店を開くために使っている。

しかしそれでは、店を長くは続けられない。上口はこの場所を維持するためにいろいろと策を練ってきた。そうした中、髙橋もまた自分にできることをしてくれようとするのだという。

「髙橋さんは、よくいろんな人を連れて来てもくれるんです。こないだ彼が吃音に関してテレビの取材を受けたときも、Co-Neccoで語っている場面を撮ってほしいって言ってくれたようでした。おそらくそうやって少しでもここが知られて、お金が落ちるようになればって考えてくださっているんだと思います」

髙橋は、高校時代までの友人関係はすべて絶っている。また、父や姉、兄ともほとんど連絡を取らなくなっていた彼にとって、Co-Neccoは、まさに彼の言葉通り、ほとんど唯一の、ほっとできる場所だったのだ。

「私は息子が亡くなったあと、自分の残された人生で、息子と同じような思いを抱える人たちの役に立つことができれば、と思うようになりました。自分のために何かしたいという気持ちはいまはありません。髙橋さんも一度、死に近いところまで行かれたことを思うと、きっと同様な気持ちを持っているのではないかと思うんです。髙橋さんは、自分のためより、他の人のために何かしたい、自分が役に立つことがあれば、という気持ちが強いんじゃないかなって、見ていると感じます」

上口はそう言った。

髙橋は、Co-Neccoで人と言葉を交わす際にはコントロールする発話を必要としないという。それは彼がCo-Neccoではどもらないということではない。彼はここでともに過ごす人たちとうまく話したいとは思っていない、というのだ。うまく話すよりも、素のままの自分でいる方が、ここに来る人たちと深いコミュニケーションができるのだろう。上口を始め、そのように思える相手と出会えたことがとても幸運だったと髙橋は言った。ただ一緒に過ごすだけでわかり合える人がいて、場所がある。それは彼にとって何にも代えがたいものだった。

そして、より現実的な意味も含めてのもう一つの大切な居場所である、羽佐田竜二の「つばさ吃音相談室」での訓練とその仲間にも支えられながら、髙橋は、ももちゃんとともに一日一日を積み重ねていったのだ。

その日々は髙橋に、さらなる変化をもたらした。その結果、いつしか彼には、かつてない風景が見え始めるようになっていた。

訓練の果て

「吃音ワークショップ」でのスピーチから八カ月が経った二〇一五年七月、髙橋は再度、人前でスピーチをする機会を持った。羽佐田竜二の講演会において、羽佐田のもとで訓練を行っている人の実例として髙橋が話をすることになったのだ。

講演会は、「名古屋きつおん臨床セミナー」と題され、言語聴覚士の横井秀明が立ち上げた団体、名古屋きつおんサポート（後に「ＮＰＯ法人 きつおんサポートネットワーク」に改称）の主催だった。横井が、信用保証協会に就職するも吃音が原因で退職し、言語聴覚士になったいきさつは第三章でふれた通りである。

講演会の会場となったウィルあいちのセミナールームは、吃音の臨床を学ぼうとする言語聴覚士や学生、吃音当事者など、五〇名以上の参加者でいっぱいになった。講演が始まる前、「がんばってくださいね」と髙橋に声をかけると、以前より少し深くなった笑い皺のある笑顔で「はい、ありがとうございます」と、頷いた。

会場は狭かったとはいえ、聴講者がびっしりと詰まっていた分、髙橋にとって、緊張は小さくなかったかもしれない。しかし羽佐田が、自分の改善方法を身につければ緊張しても同じように話せるはずだという通り、この日、会場の前方に立った髙橋は、落ち着いた口調で話し始めた。

彼が話し出してすぐに私は、えっ、と耳を疑った。その様子が前年のワークショップの時とも全く違うものだったからだ。言葉は滑り出すように髙橋の口から発せられた。不自然な感じも全くなかった。いったいどうやってここまで……と、驚かずにはいられないほど流暢だったのだ。髙橋は、その流暢さを保ったまま一〇分ほど話し続けた。そしてその中でこう言った。

「自分はこれまで、吃音に対する恐怖のあまりに、話さなければならないあらゆる場面を避けて生きてきました。しかしその積み重ねはいつしか自分を取り返しのつかない状況に陥らせることになりました。避け続けるうちにどんどん生き辛くなってしまったのです。しかしそれは、吃音の症状をコントロールして話せるようになったことで変わりました。自分には、吃音の症状はまだ残っています。どもったときは、いまも恥ずかしくて嫌な気持ちになります。ただ、不意に症状が出たときでも、いまでは確実にそれをコントロールしてどもらないように話せる方法が身についています。それゆえに、吃音に対する恐怖や不安はなくなりました」

髙橋は、あくまでこれはコントロールしている話し方であり、コントロールしなければ相変わらずどもるのだと言ったが、堂々と話す姿は、本当にまだどもるのだろうか、完全に治っているのではないか？　と思わせるほどだった。

コントロールしているという前提があったとしても、彼が話す様子は、吃音を改善させたいと考える人にとっての終着点のようにも感じられた。「吃音は治らない」とする意見はいまも根強い。しかし目の前の髙橋の話す姿は、その言葉を真っ向から否定しうるだけの説得力を持っていた。二年前、極めて重い吃音を抱えていた彼が、いま、その片鱗も感じさせない流暢さで話しているのだ。

彼の変化は、その場にいた吃音で悩む人たちにとっては、大きな希望であるに違いなかった。そして彼自身、希望を持ってもらいたいと願い、その思いを強調した。

「自分の変化を、特別なものと思わないでください。ともに訓練してやはり変わることができている人は複数います。その仲間の姿を見ると、おそらく誰もが正しく訓練をすれば変われるはずだと感じます」

誰もがきっと変われるはずだ。髙橋はそう信じ、自分にできることをやっていた。訓練に取り組み始めた当初、髙橋は、自分が吃音を改善させることで、吃音の症状は変わるということを示したい、それしか自分にできることを思いつかないんです、と言った。

自身が変化できたいま、その思いを実際の行動へと移していた。

それまで社会の中で居場所や役割を見出せずに生きてきた彼にとって、誰かの力になろうとすることは生きる糧になっていた。自分が力になれそうな相手に対して、彼は力を惜しまなかった。

たとえば羽佐田の元にともに通った訓練の仲間に、梶尚平という髙橋より八歳若い男性がいる。髙橋と梶は、一時期毎週のように会って訓練について話をし、悩みを共有する間柄だった。そして梶もまた、訓練を始めたころとは別人のように吃音が改善したと髙橋は言った。

「梶くんは、本当に変化していて、その様子を興奮して、見ています。でも、まだまだ練習量が足りないのも、身体の動きからわかります。呼吸がすぐに、乱れるからです」

高橋は以前そうも言った。よく観察しているようだった。積極的にアドバイスもする。梶は、そんな高橋の存在が励みだった。「高橋さんがいたから自分も頑張ることが出来ました」。梶は後にそう話した。

また、高橋は、あるときは、人から相談を受けてツイッターでこうつぶやいた。

《ただ聞くばかりで、何も言葉を返せない。（中略）言葉では救えない。変えられない。だけど友人になる事はできる。その人も僕を友人だと思ってくれたら嬉しいな》

高橋は、自分と同じように思い悩む仲間に対して、常に何かできることを見つけようとしていたのだった。

このスピーチの時の会場にも、高橋がサポートを続ける人物がいた。それは二〇代の若い女性で、彼女はこの日、高橋とともに前に出て、羽佐田が吃音について説明する手伝いをしていた。彼女は看護師を目指して看護学校に通っていて、近々始まる病院での実習を無事に乗り越えるべく羽佐田のもとで訓練を受けていた。病院での実習は看護学校における一つの関門であり、看護師になって間もなく命を絶った北海道の飯山博己も苦労したことはすでに書いた。

吃音は一般に男性に多く、成人では男女の比は四対一ほどと言われている。吃音者の集まりに行っても参加者には男性が多く、特に、若い女性は積極的に入りづらいだろうことが想像できる。髙橋はおそらくそうした点も意識しながら、同じ悩みを持つ仲間の一人として、彼女に対しても自分ができることはないかと考えた。病院での実習というはっきりとした目標がある彼女に、なんとかそれを乗り越えてもらいたいと、羽佐田とともにできる限りのサポートをした。カフェでの練習会や電話練習、街頭で人に話しかける実践練習。彼女が様々な機会を持てるようにと、髙橋は手を尽くした。

ただ、その思いは叶わなかった。数カ月後、実習が始まると、彼女は吃音による困難に直面し、実習を途中でリタイアしてしまったのだ。

女性のリタイアを知った髙橋は、彼女が最も悩んでいただろうときに、自分や羽佐田、その他吃音の仲間たちの誰にも彼女から連絡がなかったことに対してとても申し訳なく思うと言った。相談しようと思ってもらえる環境を自分たちが作れていなかったということなのだ、と。髙橋にとっては、訓練を続けていく上で何よりも仲間の存在が大きかっただけに、その点を悔やんだ。効果が出るかはっきりとしないまま一人地道な訓練を続けるのは決して容易ではないのである。

私は後に、羽佐田に訊ねた。同様に彼の指導を受けながら、髙橋のようにはっきりと効果がある人とそうではない人の違いは何なのだろうか、と。

羽佐田は言った。この女性のケースについては、彼女自身の訓練への取り組みが十分ではなかったように感じている、と。また別の、なかなか改善が見られないある男性の例については、吃音とは別に学習障害のようなものがあるようで、訓練の方法を正しく理解してもらうことに難しさを感じている、と。

ちなみに、羽佐田が後者の男性の例で学習障害の可能性を考えるのは必ずしも突飛なことではない。吃音のある人で何らかの発達障害（学習障害も含まれる）を併発しているケースは少なくないからだ。はっきりとした統計はないものの、たとえば九州大学病院の〝吃音ドクター〟菊池良和は、「これまでに診療してきた三〇〇名ほどの吃音者から判断して、吃音者のうち、何らかの発達障害がある人の割合は三、四割に達する可能性がある」と言う。Co-Neccoの上口美弥子も、発達障害のある人の集まりでは吃音のある人の割合も一般の場に比べて高く、おそらく何らかの関係があるのだろうと感じてきたと話している。また、後に詳しくふれるが、そもそも吃音自体、現在、日本の医療においては発達障害の一つに位置付けられているのである。

いずれにしても、羽佐田は、「訓練によって効果が出ないケースでは、訓練の量が十分ではないか、もしくは学習障害など、吃音以外に何か別の問題を持つかのどちらかに当てはまる場合が多いと思う」と話した。羽佐田自身の技術不足が関係しているだろうとも加えたが、彼は、かつてよりも自身の訓練方法に対して確信を持っているようだった。

確かにそれだけ、羽佐田の方法で変化している人がいる。私も、高橋以外にも大きく変わった例を見ている。その一人、二〇代の荒木隼人は、二〇一三年に高橋とともにＮＨＫの『バリバラ』に出演し、就職活動で苦労する様子が番組で紹介されたが、その後、羽佐田の訓練によってほとんどどもらずに話す手段を身につけた。

ただその一方、効果が出る場合もその出方は人によって異なるし、また、訓練の量が十分かどうか、吃音以外に問題があるかないかという判断にも曖昧さが残る。高橋によれば、彼が一緒に練習してきた仲間を見る限り、一日三〇分以上程度の訓練を半年ほど行えば、ほとんどの人がコントロールできるようになっているものの、実際にその技術を仕事などの場面で使えるかどうかには、周囲の環境や、自身の意識や性格、さらにはその人なりの実践練習を積めるかどうか、といった点がどうしても関係してくるという。荒木もまた、羽佐田の方法について、習得すれば確実に症状を出さずに話せるようになるのが魅力だという一方で、練習に多くの時間を費やす必要があることや、習得しても継続して練習をしないと維持できないといった難しさがあるゆえ、彼自身のように、吃音が重度で何が何でも改善させたいと思う人でないと、高い効果を上げるのは難しいと思うと語った。

彼らの言葉から判断すれば、何をもって効果が出たとするかを含め、感覚的な部分は大きく、効果について定量的に評価するのは現状では難しい。羽佐田の言葉をより客観的に理解するためには、もう少し時間や事例の数が必要と思われる。

ただ、確かに言えるのは、発話をコントロールし、様々な場面でほとんどどもらずに話す方法を髙橋が手に入れつつあることと、一人の女性にはそれが叶わなかったということである。

吃音がよくなったとしても

二〇一五年も残りわずかとなった一二月のある晴れた日、私は髙橋とともに先の女性に会い、話を聞いた。名古屋市内の、子どもの遊び場が店内にある賑やかなカフェの中で、彼女は、静かな声で、時々言葉を止めたり繰り返したりしながら、言った。「看護学校を、やめることを決めました」と。

この女性にとって看護師は、長年追い続けてきた夢だった。だが彼女は、実習をリタイアしたことで、それをきっぱりとあきらめたようだった。自ら選び志してきた道を断念しなければならなかったのは辛い決断だったに違いない。ただ、それが必ずしも彼女にとって悪いことばかりかはわからない。

「先のことは、まだわかりません。これから考えていきます」

そう続けた彼女の表情には、すっきりとした明るさも垣間見えた。

その夕方、私は、髙橋とももちゃんと三人でファミリーレストランのデニーズに寄り、久々に髙橋からゆっくりと話を聞く機会を得た。彼が流暢なスピーチを行った七月のセミナーから五カ月以上が経っていた。

店に入ると、出迎えた店員に髙橋は躊躇なく自分たちの人数を告げた。そして、四人がけのボックス席に案内され、それぞれ注文の品を決めて店員を呼ぶと、髙橋は「これを」と言って、「吃音カード」を取り出して首にかけた。吃音カードとは、自分がスムーズに話せない障害があることを相手に理解してもらうという目的で、一人の吃音当事者が作り、インターネットを通じて広がったものだ。カードには、「吃音症」という言葉とともに、《私には、言葉をスムーズに出せない障害があります》という文言が書いてある。髙橋はそれを提示しながら、店員に言った。

「すみません、自分は、きつおん、という障害があるので、ゆっくり、話させてください」

そしてひと言ずつ丁寧に言葉を継いで、注文した。

その時の髙橋は、カードを使って店員に吃音について伝えずとも、問題なく注文できる状態だった。しかし髙橋は、少しでも吃音について知ってもらえたらと、時にこのように注文をしているという。また彼は、他の人へのサポートも引き続き行っていて、吃音のある人たちを集めての練習会を、月に一、二回、相手が数人、またはときに一人でも行い、自分が身につけた方法を伝えていた。直接会うことは頻繁にはできないため、スカイプを使っての練習もやっているという。

そしてそうした状況を一通り話してくれた後、一呼吸おいて、髙橋は言った。

「ようやく、正社員に、なれました」

これまで派遣社員として勤めていた会社で正社員になることができたのだという。会社は、塗装前などの金属や樹脂を研磨するブラスト加工という工程を行う工場で、髙橋はその作業員として前年より一年以上働いてきていた。社長は、髙橋の状況にとても理解のある人で、髙橋は、できればこの会社で正社員として働きたいと思っていたところ、それが叶った。給料は一・五倍ほどになり、賞与ももらえる。貯金を切り崩しての生活からも抜け出せて、髙橋が何よりも求めていた安定した生活基盤が、ようやく手に入ったのだった。

吃音の改善が進んでからも就職活動は困難を極め、精神的にかなり追い詰められた時期もあった。それゆえに私は心から思った。本当によかった……と。その気持ちを伝えると、髙橋は、笑い皺を深く刻んで言った。

「はい……」

この二年間の髙橋の吃音の変化を最も近くで見てきたももちゃんは、隣でオムフイスを食べながら、折り紙を折ったり、おもちゃを出したりして遊んでいる。笛を出して「ピーッ！」と鳴らすと、髙橋は笑顔で少し見守ったあとに「もう、おしまいね」と言って、今度は遊びながら食べられる「とっておき」だというお菓子を取り出してももちゃんに渡した。すると彼女は、今度はそっちに意識を集中させ、嬉しそうに袋を開けた。

そのももちゃんも、年が明けて春になれば小学生になる。保育園に通う現在とは環境が全く変わるため、うまく生活が回るのかという新たな不安もそのころ髙橋は抱えていた。

その一方、ももちゃんのことを考えたとき、髙橋には、そろそろやらなければならないと思っていることがまた別にあった。それは、長らく連絡を取っていなかった兄と姉に連絡をすることだった。姉からは、髙橋が『バリバラ』に出演したのをきっかけに連絡をもらったが、以来そのままになっているという。

「姉や兄には、自分の吃音について、これまでちゃんと、話したことはなかったので、『バリバラ』に出たのがばれて、なんだか、気まずくなって、しまって……。でも、いま、娘のことを思うと、連絡を取らないと、いけないと思うんです。娘にとって、いとこたちとちゃんとつながっていること、は大切、ですよね。自分の都合で、勝手に、関係を絶ってしまうわけには、いかないので」

髙橋は、私に対してはいつも、発話をコントロールすることなく、少しどもりながらの自然な口調で話していた。それはこの日も同じだった。そしてその状態を保ちつつ、まばたきの回数を少し増やし、眉を上下に動かしながら、思いを込めるようにこう続けた。

「自分の人生は、吃音から逃げ続けてきた、人生、でした。吃音が、よくなったとしても、内面は、そう簡単に変わるものでは、ないですよね。でもこの二年間で、自分でも、変わったと思うことが、あります。それは、親、としての自覚、です」

高橋の話す姿は変わったが、それはおそらく、彼自身が変わったということではない。これまでは外に出せなかった彼の〝本来〟の姿がいま、顕在化したのだと思われる。吃音は、言葉だけではなく、その人自身の姿もまた、内に閉じ込めてしまうのだ。

ただ、親としての高橋は、確かに変化したのだろう。ももちゃんをどうやって育てていけばいいかを懸命に考え、吃音をコントロールする方法を身に付けようと訓練を続けていく中で、親であることの意味を、高橋ははっきりと知ったのかもしれなかった。この前日にも、高橋はツイッターでこうつぶやいていた。

《かなり出来損ないの人間だけど、娘を愛せる親になれて良かった》

第六章　私自身に起きた突然の変化

進路としての旅

高橋啓太に起きつつある変化を見るうちに、吃音とは決してなす術のない障害ではないと、私は改めて思うようになった。訓練によって、確かに変化し得るのだ。

ただ、必ずしも誰もが同じように変化するわけではないのもまた確かだ。その事実が当事者の気持ちを揺り動かす。しかし一方、理屈通りにいかないということは、予想外の変化が起きる可能性があるということでもある。

私は、二〇代の最後の年、実体験としてそのことに気づかされた。日本を離れ、長い旅をしながら暮らしていたとき、予期せぬ変化が、私自身の身に起こったのである。高橋に会って以来、私は自分自身の吃音について考えるとともに、その経験を度々思い返すようになっていた。

第一章に書いた通り、私は高校時代から吃音に悩まされてきた。その状況は、大学に入ってからも変わらなかった。そして学年が進むほどに、症状そのものに加えて、その後の進路への影響についても考えざるを得なくなっていった。

大学院に入り、修士一年だったころ、研究室の自分の席が、部屋に設置された黒電話のそばになったことがあった。部屋の中の位置的にも修士一年という立場的にも、電話が鳴ったら自分が出なければならないのは明らかで、それが大きな重圧となった。自宅では、電話に出たものの名前が言えず、自らガチャリと切った経験もあったため、研究室にいるときは、電話が鳴りませんようにとばかり考えてしまい、その時期は研究もあまり手につかなかった。実際に電話が鳴り、手を震わせながら受話器を取ると、結局いつも、若干どもりながらも相手には気づかれない程度でごまかすことができたのだけれど、電話が鳴ったらどうしようという不安感は私を常に疲労させた。下の階にいる指導教官から何らかの用事でもうすぐ電話がかかってくるとわかっているときは、席を外した。その教授にはたまらず一度、電話にうまく出られないこと、そして、その状況について知っていてもらえたら少し話しやすくなる、といった旨をメールで伝えたこともあった。

しかし、こんなことが会社で通用するのだろうか。普段は一見問題なく話せているように装えたので、「電話はできません」と言ったところで、「いったい、何を言っているんだ」と一蹴《いっしゅう》されるに違いない。理解してもらうのはおそらく難しいだろう。その上、電話への恐怖心を持ち続けたままでは仕事に集中できそうにもない。

そして私は心を決めた。就職は断念しよう、と。

ならばどうしよう。就職はしないことに加え、文章を書いて生活したいという気持ちがあり、長い旅もしたかった。考えた結果思いついたのが、その全部をつなぎ合わせたような生き方、すなわち、海外を旅しながらライターとして活動するという道だった。

何かテーマを決めて長いノンフィクション的なものを書きたいという気持ちだけは前からあったが、実際にそのような意識で文章を書いた経験があるわけではなかったし、ライターとしての実績もほぼ皆無だった。詳しい分野を持っていたわけでもない。それゆえ、日本でいきなりライターとして食べていくことなんて想像もできなかったが、異国に暮らして書くのであれば、競争相手も少ないだろうし、書くべきネタも、日本にいる以上に見つけられるのではないかと考えた。また、日本よりおそらく金もかからないだろうし、単純に旅をしながら暮らせたら楽しそうだという思いもあった。

東南アジアなど物価の安い国でなら、一〇〇万円ぐらいあれば無収入でも何年かは生きられる。その間にライターとして自立できるか試してみよう。自立できずに金が尽きたら、そのときは腹をくくって日本で働くことにしよう。そのころには吃音その他の状況が変化している可能性もある。先行きは見えなかったが、そう考えたとき、自分なりの生きる道筋がはっきりとし始めた。

ただ、海外でライターとして生活していこうとするならば、日本を出る前に少なくとも一つは、自分なりの文章を書いて形にしなければという気持ちがあった。自分にいったい何が書けるのか。自分にしか書けないテーマはなんだろうか。考えた末に、これならばと思い浮かんだテーマが、吃音だった。

私が高校、大学に通っていた九〇年代から二〇〇〇年代初頭ごろまでは、「どもり・赤面、治します」などという文句の、吃音で悩む人たちをターゲットにする〝吃音矯正所〟の広告が電柱などに貼ってあるのをよく見かけた。現在では、吃音に対して〝矯正〟という言葉が使われることはあまりないが、当時、つまりいまから一五年から二〇年ほど前まではよく見られた。そして、実際に建物を構えて、対面で訓練の指導をしたりしているのだった。

しかし、こうすれば吃音が治るというはっきりとした方法はないはずだった。だから、治ると断言するような矯正所には、少なからぬ胡散臭さを感じた。それらがもし、吃音者の寄る辺のなさにつけこむビジネスだとしたら――。藁にもすがる思いで頼り、被害を受けている人は少なくないかもしれないし、自分の問題としても怒りがこみ上げてくる。だが、吃音や〝矯正所〟がメディアで話題になることはほとんどない。少なくとも私は聞いたことがなかった。このテーマなら、自分独自のものが書けそうな気がした。また、この文章を書くことを通じて吃音に向き合えば、自分自身の吃音に何らかの変化が起きるかもしれないというおぼろげな期待もあった。

しどろもどろになりながら電話をかけ、インターネットを使い、私は、吃音で悩む人たちに会い、話を聞いた。また、吃音矯正所を探しては連絡を取り、会ってくれるというところに足を運んだ。

自分以外の吃音のある人に意識的に会ったのは初めてだった。症状が重く、社会生活が成り立ち難いような人がいることもこのとき知った。「自分は障害者として認定されたい。そして支援を受けたい」。そうも言う人がいることに、問題の大きさを改めて感じた。

一方、いくつかの矯正所を取材していくうちに、矯正所というのは、自ら吃音を克服したという人が独自の理論や矯正方法を掲げている場合が多いことがわかってくる。

たとえば、「吃音の原因をついに解明した」と主張するある矯正所は、吃音者は脳に障害があるとし、それに心の変化が加わった時に吃音が生じると説明する。治す方法は、「発声練習を繰り返すこと」と「場数を踏むこと」。脳に障害があると言い切る根拠を尋ねると、根拠はないとし、こう言った。「科学的な根拠がないからダメだと言っていたらいつまでたっても矯正法なんてできない。結局実際に吃音を克服した人から学ぶしかないんです」。

また別の矯正所は、吃音は「悪い発語リズムの癖」であり、「乱れた発語リズムを正しくすれば吃音は治る」とする。しかし、「悪い癖」だとする根拠を電話で尋ねると、「うちはお金をとって人に教えているから、詳しくは話せません」と説明を断られ、再び電話をしたときは、「あなたに話すことはありません」と突然切られた。

いずれも、吃音について何らかの科学的な解明に達したと思わせる言葉を並べながらも、中身は空虚にしか思えなかった。また実際にその方法でよくなったという事例を持っているわけでもない。

科学的根拠がはっきりせず、方法がそれぞれに異なるのは現在の真っ当な吃音診療の現場でも少なからず言えることだが、当時私が見つけた矯正所は、根拠は不明であるにもかかわらず「こうすれば治る」と断定するところばかりだった。加えて、料金が高額である場合も多く、その点からも、弱みに付け込んだビジネスとしか、私には見えなかった。

神様みたいな存在

いずれにしても、現在に比べて圧倒的に情報もなかった当時、そうした矯正所にわずかな可能性を見出した人たちが通い、結果として「やはりこの方法もだめだった」と落胆し、金だけを失うというケースが繰り返されているらしかった。そして矯正所側は、やめていく人に言うのである。「あなたの努力が足りなかったのだ」と。

だが、吃音矯正所とそこに通う人という、結果として「騙す側」と「騙される側」とも見える両者の関係は、必ずしもそのように単純ではないことが取材する中でわかっていった。

《私にとってクリニック（＝矯正所）は神様みたいな存在だったんです》

《自分で選んで受けて今も続けようとしてる訳です。そのやる気を失わせる気持ちにさせる物ならば正直見たくも聞きたくもありません》

これは、東京にあるとりわけ悪名高かった矯正所に通っていた、関西の女性からのメールに書かれていた言葉である。インターネットの掲示板で、私がこの矯正所についての意見を求めたのに対する返信として届いたものだった。

この矯正所は、《赤面・吃音　隔膜バンドで解決》と書かれた広告を雑誌や新聞に出していたため、比較的名が知られていた。代表者は著作の中で、吃音を《力学的に研究》し、《生体工学理論》と呼ぶ吃音矯正法を開発したと書いている。所定の訓練を終えたあと、「隔膜バンド」という矯正器具を胸部に一定期間着用すると吃音矯正に効果があるのだと主張する。

しかしその〝理論〟を読むと、工学も力学も関係ない、およそ「理論」などとは呼べないいい加減な代物だった。その上、隔膜バンドは、太めのゴムで作った二つの環《わ》からなる単なるゴムバンドというレベルのものなのだ。

実際にこの矯正所に通った男性は隔膜バンドについて、こう話した。

「効果が、あるわけ、ないじゃない、ですか。……本当に、ばかばかしく、なります。これが、ほしくて、最後まで通ったの、ですが、実物を見て、がっかり、しましたよ」

実物は、三九万円払って受けた訓練の最終日に初めて見せられたという。

この矯正所は、隔膜バンドなどを「吃音矯正補助具」として一九九八年に実用新案登録したのを根拠に、自らの〝理論〟が《特許庁承認》《吃音の治療に絶大な効果があることが実証され、公認されました》と、案内書に書いていた。実用新案の登録とは、「理論」の内容などとは関係のない形式的な要件を満たすだけでなされるものであるのにもかかわらずだ。さらに、一九九九年に出された代表者の著作には、《たしかな理論と効果で特許獲得！》とまで書かれているが、実際には、特許は出願・審査の結果、拒絶査定を受けている。

知るほどに、私は悪意があると確信した。しかし、先のメールの女性にとっては必ずしもそうではなかったのだ。

彼女は中学時代から吃音に悩まされ続けてきたが、あるとき偶然立ち読みした本でこの矯正所の存在を知り、そこには自分がずっと悩んできたことの答えがずばり書いてあるように感じたという。迷いはあったが指導を受けてみようと決意した。そして六回の指導に四二万円をつぎ込んで、半年間、月に一度のペースで関西から東京まで、この矯正所を信じて通い続けたのだった。

何が事実かは問題ではない。信じたいという気持ちを壊すようなことはやめてくれませんか。メールの文面にはそんな思いが滲み出ていた。その後、電話で話したとき、彼女は私にこう言った。

「(その矯正所には)いろいろと問題があるのかもしれません。実際、吃音がよくなったわけでもありません。でも……、知らない人と、電話で話をするなんて……これまで考えられなかった自分が、……いまこうして、お話しできている、ということ自体が大きな進歩なんです……」

彼女にとって、矯正方法の良し悪しや事実関係は、もはや問題ではないようだった。ただ、吃音は治るんだと信じさせてほしい。治すために行動することで、何かが変わるはずなんです。そう思う気持ちが伝わってきた。

一方、取材を続けていくと、その矯正所の代表者自身にも、単に「騙す側」という言葉では収まらない複雑な思いがあるのかもしれないと思えてきた。代表の男性は幼いころから重度の吃音に苦しめられ、その末に克服し、矯正所を開いたというが、彼自身もまだ吃音から逃れられてはいないようだった。先の女性も、代表者の吃音は治っていないと感じたことがあったと言ったし、私が矯正所に電話したときに応対した女性も、「先生もまだ吃音が治っていないらしい」などと口にした。もしかするとこの男性自身、吃音は治ると信じたくて、自ら〝理論〟を作り上げ、治ると言い続けてきたのではないか。そこには、吃音のある人が抱えるやりきれなさや願いの強さが垣間見える気もするのだった。

取材を始めてから半年以上が経ったころに、原稿用紙五〇枚程度のルポルタージュらしきものが書き上がった。それをある雑誌の賞に応募したところ、落選したが講評の中で編集長が励みとなるコメントを寄せてくれた。そこで思い切ってその雑誌の編集者に連絡を取ると、半分ぐらいに圧縮するという条件で掲載してもらえることになった。そうしてかろうじて、長い旅への出発前に、自分自身で書き上げたと言える文章が一つ雑誌に載ることが決定したのだ。ただ、これを書く過程で自分の吃音に何らかの変化があるかもしれないという微かな期待は、現実にはならなかった。

また、時期をほぼ同じくして、私は学生時代から付き合っていた女性と結婚した。彼女も旅が好きで長旅には一緒に行こうということになったため、その前に結婚することにしたのである。

彼女に対しては吃音はほとんど出なかったが、その悩みについては会ったころから話していて、店での注文などはいつも彼女にしてもらっていた。ただ、神社で行うことになった結婚式では、新郎である自分が誓いの言葉を述べなければならなかった。その際にどもって、自分の名前が言えなくなったりしたらどうしようかと、式が近くなると真剣に悩んだ。だが、それもなんとか乗り越えられた。

そしてその三カ月後、彼女、つまり妻とともに、私は日本を出発した。二〇〇三年、二六歳のときのことである。

「一杯珈琲」

旅はオーストラリアから始まって、東南アジアを経て中国へと、年単位で進んでいった。一つの場所にとどまったり、移動したりを繰り返した。その間に私は、興味あることを見つけては取材して記事を書き、日本の雑誌に送ったりした。最初はほとんど仕事にはならなかったが、一年、二年と経つうちに、少しずつそれで収入が得られるようになっていった。

日本の社会システムの外に出て外国人として生活をすると、日本で暮らしているときには当然の前提とされる規範やルールから解き放たれるのが心地よかった。現地の人と異なる振る舞いをしたとしても、外国人だからと気にされなかったり、面白がってもらえたりする。それだけで自分は、日本では無意識であれいつも持っていた緊張感のようなものが消え、随分気楽に過ごせる気がした。

ただそうした日々にあっても、吃音は、自分の中でいつも大きな比重を占めた。

英語で話すときには、さらにそれが障害となった。日本語であれば、言いやすい語への言い換えによってどもることを回避できそうな場面でも、英語では語彙が乏しく自在に言い回しを変えることができなかったため、どもりそうになれば話すのをやめるしかなかったからだ。その一方、英語ならどもってうまく話せずに口ごもっていても、英語力の問題だろうと思ってもらえるため、気が楽で話しやすいという面もあった。ただいつも、結局のところいくら英語を勉強しても吃音がなくならない限り流暢には話せないのだろう、という思いへと立ち返る。悔しくてならなかった。

また、取材の電話をかけなければならないときは、前日から憂鬱になった。かける前は気持ちを高揚させる必要があったため、電話の横で妻に歌を歌ってもらったりしたこともあった。そうして、呼び出し音を聞きながら最大にテンションが上がったところに相手が出てくれれば、そのどさくさに紛れて、という感じで話し出し、なんとか会話を始められた。しかし、かけ終わる度に猛烈に疲労して、しばらく横になったりした。そして、こんな状態のままであればとてもライターなど続けられないと、時にふと、悲観的な思いがこみ上げてくるのだった。

そのように、海外にいる気楽さを感じる一方、さまざまな場面で吃音に搦め捕られながら、旅の日々は、日一日と過ぎていった。

だが、道筋を定めずに異国で生活する日々は、自分の中の何かを変えたのかもしれなかった。日本を出て二年半ほどになり、中国の雲南省で暮らし始めて一年近くが経った二〇〇五年の終わりころ、吃音の状況に突然変化が起きたのだ。二〇代も残り半年ほどになろうというときのことである。

　吃音の具合は気分や体調によっても変わるため、よくなったかもしれないと思ったことは、それまでにも度々あった。うれしい出来事があったりすると、その後一、二日は普段より電話がいやじゃなかったり、自分の名前を緊張せずに言えたりする。ただそれはいつも数日で元に戻った。それがこのときは違ったのだ。

　ある日、行きつけのカフェに行き、顔見知りの店員にいつもどおりにコーヒーを注文した。

「一杯珈琲《イーベイカーフェー》」

　中国語は、中国に着いてから学び出した言語だったので難しい事柄は話せなかったが、日常生活で使うのには慣れてきていた。吃音による問題は英語を話すときと同様にあったものの、文法などを十分に理解していなかった分、英語よりも細部を気にせず気楽に話せていたようにも思う。

　このとき、何の緊張感もなく注文ができたため、これはしばらく調子のいい期間に入るかもなと、少し気分が上向いた。その翌日も、そのまた翌日も、あまりどもらず過ごすことができた。

そういう状態が何日か続くと、今度は、いつ元に戻ってしまうのかが気になり始めるのだが、このときは何日経っても元に戻る気配がなかった。

「もしかして……」と思い始めたのは、その状況が一週間ほど続いてからのことである。今回ほど長くあのいやな緊張感が戻ってこないのは初めてだった。いつもとは何かが違うと私は感じ、うれしくなった。そして、本当に違うのかを確かめるように、いつも以上に人と話してみたくなり、積極的に電話をかけた。カフェや食堂でも、普段は言いづらい変則的なこと、たとえば、「さっき注文した肉料理、やっぱり肉は炒めるのではなく、揚げてください」などと、もっと言ってみたくなり、試してみると概ね淀《よど》みなく言えた。その度に、「まだ大丈夫だ……」と、喜ぶことができたのだ。

そんな日が二週間ほど続くと、期待は確信へと変わった。これまでとは確実に何かが違う。何が起こったのかは、自分でも全くわからなかった。ただ、もしかするとこのまま自分は吃音から解放されるかもしれない、という期待が少しずつ高まった。そして実際にそうなったのだ。

浮き沈みはありながらも、確実に吃音が軽減しているのがはっきりとわかった。完全に吃音がなくなったかもしれないと思えるまでには、さらに三年近く続いた旅生活を含めて五年ほどかかったが、明らかにこのときを境に何かが変わった。吃音は、私の中からその姿を消していったのだ。

吃音とはいったい何か

なぜ、日本を離れて中国で暮らしていたときにこんな変化が起きたのか、原因はなんだったのか。それははっきりとはわからない。もしかすると、単に年齢を重ねていく中での変化で、たまたまそのとき中国にいたというだけだった可能性もある。

ただ、この取材を始めて吃音のある人たちに数多く会っていくうちに、自分に起きた唐突な変化が極めてまれなものらしいことを実感するようになった。とすればやはり、旅の中を生き、異国で暮らしていた日々が何らかの形で関係していると考える方が妥当だろう。

日本を出て以来、自分にとって文化も習慣も新しいいくつもの土地で、人と出会い、話してきた。その一つひとつの人生や生き方と触れあい、言葉をかわすことが、私の中の何かを少しずつ変えたのだろうと思う。異文化の中に身を置き、暮らす日々は、自分自身をいろんな意味で縛り付けていただろう価値観を壊してくれた。また、自らの意思次第で気ままに生きられる環境にいることは、日本でなんとなく感じていた「こうしなければ」という緊張感を遠ざけた。また先述した、他言語圏にいる気楽さもあり、さらには、旅をしながら生きていく自分なりの方法が身についたことによる自信のようなものも、あるいは影響していたのかもしれない。

はっきりとしたことはわからないが、いずれにしても、複数の要因から得た内面の変化が、私の吃音になんらかの影響を及ぼした気がするのである。

とはいえ吃音は決して、精神面だけに起因する問題ではない。それゆえ、内面の変化だけで完全に消失することはないはずだ。どもる感覚はいまも私の中にはっきりと残っているし、ふとしたとき、瞬間的に、以前と同じように言葉がうまく出なくなることは変わらずにある。また、変化が起きた理由がわからないゆえに、自分が思うように話せているのが現実ではないようにも感じることがいまもある。脳そのものに、吃音を起こすなんらかの器質的な要因があり、それ自体は変わっていないのだとすれば、もしかすると、何かをきっかけにすべてが元に戻ってしまう可能性もあるだろう。

それでも、訓練などの結果としての変化とは全く別な、予期せぬ形で、吃音が消失しうることを私は体験として知った。

吃音とは、いったい何なのか。どんなメカニズムになっているのか。自分の経験を思い返すほどに、さらにわからなくなるのである。

第七章　〝そのまま〟のわが子を愛せるように

子どもの吃音

二〇一四年一一月に愛知で開催された「吃音ワークショップ」では、髙橋啓太が初めて大勢の前で話をし、飯山博己の姉が、弟の死について家族の思いを訴えた。私はその場でいくつもの貴重な出会いを得たが、その中の一人に、石垣信子という女性がいた。

すらりとした端正な姿が印象的だった彼女は、小学一年生の息子・晴渡《はると》に吃音があるのだと言った。深く悩んでいる様子で、吃音についてすでに多くを調べ、詳しい知識を持っていた。このワークショップへの参加も含めて積極的に動いていて、私が簡単に自己紹介をすると、私がそのころ雑誌に書いた吃音に関する二篇の記事も読んだと言った。

「書かれた記事、将来の晴渡と重ねて読んだら辛くなりました。やっぱりこのまま治らなくて息子もこれから大変な思いをするのかなって……」

記事が当事者にとって救いのある内容ではないだろうことに、自分自身複雑な思いを持っていた。特に、これから吃音が重くのしかかってくる可能性のある小児の場合、記事を読んだ親などの養育者が不安になるかもしれないことは想像に難くなかった。

なんとも言えずにいると、彼女はこう付け加えた。

「でも、夫にも読んでもらうと、それでもこれが現実なのだから、これはこれで直視しなければならないんだよ、と言われました」

子の吃音で悩む親と向き合って話をするのは、初めてのことだった。

吃音の大部分は二歳から五歳の幼児期に始まるとされている。そのとき親を始めとする養育者はどう対応すべきなのか。成人の吃音が一般的に治りにくいとされるのに比べ、子どもの場合、八割は自然に消失すると言われている。とすれば、さほど気にする必要はないと考える人もいるだろう。しかし二割は消えないことを考えると、症状がしばらく続けば、何かしなければと思うようになるのも自然である。

埼玉県所沢市の国立障害者リハビリテーションセンターにて長年幼児の吃音診療にあたってきた言語聴覚士の坂田善政によれば、幼児の吃音改善の方法として現在、有効性があると考えられているのは主に次の三つだという。

一つ目は、本人の負担が軽減されるように周囲の環境を整える「環境調整」。家族や学校の先生などが話の聞き方を工夫したり、友人らに吃音について理解してもらい、からかうことなどないように促したりする方法である。

二つ目は、吃音の症状が出にくい発声方法などを訓練する「流暢性形成法」だ。いわゆる言語訓練的方法を指す。

そして三つ目が、オーストラリアで開発された幼児向けの吃音改善法「リッカムプログラム」である(「リッカム」は、シドニー郊外の地名で、プログラム開発の拠点である研究所の創立地)。

前者二つについては、指導者(主に言語聴覚士)によっても個々の子どもの状況によってもその内容は様々である。一方、リッカムプログラムは、どもったら指摘したり、どもらなかったら褒めたりすることで改善に導くという具合に、はっきりと方法論が定まっている手法で、近年、有効性を示す報告が増え、注目を集めている。

「このように複数の選択肢があるものの、いずれも、これで必ず治るというものではありません。ただ、個々のケースを見ていくと、この子にはこの方法が効いたと言える場合が確実にある。それゆえ、これらを組み合わせながらその子に効果的な方法を見つけて実施していくのが、現在の幼児の吃音改善のために採られている一般的な方法です」

そう坂田は言う。

そして、幼児期から学齢期に入ると、吃音の状態はより多様になるため、用いられる手段も増えていく。第二章で紹介した、成人にも使われる各方法も取り入れて、その子に合った方法を探っていくことになるのである。

また、こうした方法によって改善を目指す前提となるのは、吃音症状がある子どもの二割は症状が消えないと言われるものの、その子たちはあらかじめ消えないと決まっていて何をしても改善が望めない、というわけではないことである。

吃音は脳の機能に関係があるとされているが、脳には「可塑《かそ》性」があり、外界から受ける刺激や訓練によって変化する。とりわけ子どもの脳は柔軟である。つまり、幼少の時期に適切な対応をすれば、吃音の症状にもよい変化をもたらすと考えられるのだ。また、先にある人生の長さを考えれば、子どものうちに吃音が改善できるかできないかは、切実な問題に違いない。

そうしたことから、子どもの吃音改善のための方法は、近年活発に研究や臨床、議論が重ねられ、着実に歩を進めている。たとえば一五年も遡れば、日本における幼児吃音の指導法は環境調整と遊戯療法（遊びを通して行う治療）が中心だった。その当時と比べると現在は隔世の感があると坂田は話す。

とはいえ現状としては、どういう子にはどの方法が有効かといった傾向も十分にはわかっていない。また、いずれの方法でも改善が見られない子も現実にはいる。

吃音のある子の養育者は、悩みながら手探りしていかざるを得ない。晴渡の母・信子もそんな一人なのだった。

小さな文字で埋めつくされた連絡帳

晴渡の吃音を、信子が真剣に心配するようになったのは、晴渡が保育園に通い出した四歳のときのことだった。三歳のころからすでに吃音は始まっていたが、入園した日を境に状況が一変した。

「保育園の初日を終えて迎えに行くと、晴渡のどもり方がそれまでとは全く違っていたんです。白目をむいて口を歪《ゆが》ませ、何を言っているかわからないぐらいどもっていて……。いったいどうしてしまったんだろうと、私は大きなショックを受けました」

入園から一週間ほどして、駆け込むように小児科に行くと、「吃音症、適応障害」と診断された。しかし、それがどういうものなのか、信子にはわからなかった。インターネットで調べ、吃音者の自助団体である言友会にも相談して、得られる限りの情報を得ようと試みた。関連する本にも目を通した。それでも、吃音の不思議さ、わからなさについて納得するのは容易ではなかった。晴渡はもともと発語が遅かったため、吃音が出る前の三歳五カ月から言語訓練を受けていて、その先生に相談はしたものの、何か有効な手を打てるわけでもなく、ただ時間だけが過ぎていった。

晴渡が小学校に入学する二〇一四年春になると、家から遠くない名古屋市に「つばさ吃音相談室」が開設された。言語聴覚士の羽佐田竜二による吃音改善のための施設である。信子は晴渡をそこに通わせることにして訓練を始めたが、小学校に入学して二週間ほど経つと学校でも症状が目立ち始めた。同級生たちも晴渡の話し方が自分たちとは違うことに気がついて、こう聞いたりした。

「なんでそういう話し方なの？」

晴渡は何も言えなかった。そしてそう問われる度に傷ついた。

その後、症状はどんどん悪化し、まねされることも増えていった。集団下校の友だちにも「おおおお、だってさ」と大きい声で言われたり、「あいうえおって言ってみろ」とからかわれたりもした。そうした影響もあったのか、五月になると、「おおおおおおおおおおお母さん」というようにそれまでにないほど言い出しの音を繰り返しながら話すのが日常になった。学校からは、毎日のように泣きながら帰宅し、「ただいま」と言う気力も失っている様子だった。友だちと公園で遊んでいて、からかわれて大泣きして帰ってきたこともある。

いったいどうすればいいのだろう。答えがどこにも見つからない中、信子は必死にできることを探して動いた。

毎週土曜には羽佐田のもとに訓練に行き、家でも晴渡が訓練するのを手伝った。吃音関連の集まりがあればできる限り顔を出し、インターネット上でも吃音の関係者とつながって情報交換をするようにした。また、近所の友だちの家を一軒ずつ訪ね回ることもした。息子は吃音の症状があって悩んでいます。だから、まねしたり、からかったりしないようにお願いします。そう頭を下げていったのだ。

「このころ、悩みのすべてが晴渡の吃音のことでした。それ以外は一切手につかない日々でした」

彼女の切羽詰まった内面は、学校の「連絡帳」にも表れていた。

それは保護者が担任の教員へ連絡すべき事柄を書いたり、担任が学校での様子を保護者に伝えるために使う連絡用のノートである。信子は、少しでも深く晴渡の状態を理解してもらうべく、毎晩、家での晴渡の様子、自分が考えていること、学校へのお願いなどを、たとえば次のように文章にした。

《夕飯後、言語訓練のペーシングボードのあと、私は晴渡に寝る前に「星を見に行こう」と誘って二人で公園に行って星を見ました。晴渡は「いち、に、さん……」って星を数えてました。「あの星は赤いね」と私が言うと、「オレンジだよ」って言いました。「そうだね。オレンジだね」って言いながら近所を一回り、二人で手をつないで歩きました。晴渡は安心していいっぱいいいっぱいどもりながらおしゃべりしました。何を話してくれたのか忘れてしまったけど、安心してどもっておしゃべりしてる晴渡の声はやっぱり心地良いな。楽しいなって思いました。（中略）晴渡が一人で抱えている辛さって、この子に何かプラスになることがあるのかな。誰か教えてくれないかなって寝顔を見ながら思いました。今夜はとても涙が出る夜でした》

文字も文章も丁寧で、その日の様子が細かくわかるように書かれていた。その文面は日に日に長くなっていった。小さな文字が一行に二行分並び、何ページにもわたって書かれていることもあった。

救いだったのは、担任の教員が信子の言葉を真摯《しんし》に読み、力になろうとしてくれたことである。実際に担任は、学校での晴渡の様子を丁寧に見て、信子に伝えた。信子は言う。

「もっと吃音について理解したいから教えてほしいとも言ってくださいました。その気持ちがうれしくて、心の支えにもなりました」

二学期になると時々面談を申し込んで担任の教員と話をさせてもらうようになった。すると学校側も、複数の教員が連携をとりながら、晴渡が学校で過ごしやすくなるようにできるだけのことをしてくれた。具体的には、友だちがからかったりしていないかに気を配り、必要に応じて晴渡や友だちに声をかけたりすることであった。ノートに書かれた担任の言葉から、教員たちの細やかな対応の様子が伝わってきた。

ちなみに、全国の小中学校の一部には、軽度の障害（言語障害、自閉症、情緒障害、難聴など）がある児童が通常の学級に在籍しながら特別な支援を受けるために通える「通級《つうきゅう》指導教室」が設置されている。文部科学省の調査によれば、小学校におけるその設置校数は、平成二八年度（二〇一六年度）で全国二万一一校中三八一四校（約一九％）に過ぎないが、通級による指導を受ける児童（八万七九二八名）を障害種別で見ると言語障害のある子どもが最も多く（三万六四一三名、約四一％）、同障害のある子どもの場合、自校になくとも、近隣の他の設置校まで通うケースも多い。晴渡の通う学校には通級指導教室があり、晴渡も一度行っている。しかし彼は、一度きりで、それ以上は行きたがらなかった。「つまらなかった、ぼくのことはわかってくれなかった」と言ったというが、信子は、通級指導教室の教員が、自閉症などには詳しいものの言語の問題については専門ではなかったからかもしれないと考えた。対応できる教員の数が限られるため、そうした点は、現実問題として仕方のない部分がある。ただ、いずれにしても、晴渡には、制度として提供される支援が馴染まなかったゆえに、担任らの対応がより大きな意味を持ったとも言えるかもしれない。

晴渡の吃音の状態が大きく改善されることはなかったものの、教員や、信頼できる友だちの温かなひと言やちょっとした配慮に助けられることが増えていった。からかわれて辛い思いをすることがなくなったわけではなかったが、少しずつ晴渡はたくましくなっているように信子は感じた。担任もまた同じような印象を受けていた。そしてその年の終わりころには、晴渡は自らこう言った。

「自分の吃音についてみんなにわかってもらいたい。校長先生に全校の前で言ってほしい、それがぼくがいま一番叶えたい夢なんだ」

信子が手紙を書いて晴渡のその思いを学校に伝えると、校長が直接面談して学校の意向を伝えてくれた。それぞれ状況の異なる児童が集まっている中で、晴渡の問題を特に取り上げて学校側から全校児童に向けて何らかの発表をすることには、様々な意味で慎重にならざるを得なかったのだろう、それは難しいとのことだった。だが、学校側の対応には、誠実さを信子は感じた。

二年になると担任は替わったが、今度は学校の方から、定期的に話し合える場を設けましょう、と提案があった。そうして毎月一度、教員たちと直接話ができる機会も得られるようになった。

「きっと学校側のそういった姿勢のおかげもあったのでしょう、二年生の四月に、私は初めて、息子が『ただいま』と言って帰宅する姿を見たんです」

他の人には当たり前にも見えるその息子の様子が、信子にとっては特別なものだった。吃音の状態は変わらずとも、息子の心はきっと少しずつ解放されているのではないか。信子はそう感じるようになっていった。

なんとかしてあげたいという思い

私が初めて晴渡に会う機会を得たのは、二〇一六年三月のことだった。間もなく彼が二年生を終えようというころである。

その一カ月半ほど前、久々に信子に会ったときは、晴渡の吃音の調子があまりよくないと聞いていたが、この日再び尋ねると、「最近はいい感じなんです」とのことだった。ただここ数日は吃音が出やすくなっているという。私が訪ねてくるのを楽しみにしていて興奮しているからかもしれないと、信子は苦笑した。

名古屋駅から一〇分ほどＪＲに乗り、最寄駅で降りて彼らの家を訪れた。

引き戸を開けて「こんにちは」と中に入ると、小走りで出てきた晴渡は、照れくさそうな顔で笑いながら迎えてくれた。小さな身体にたっぷりエネルギーがつまっていることを感じさせる元気な愛らしい少年だった。一緒にいたのは一番仲良しだという友だちで、晴渡の吃音について何か言ったりからかったりするようなことが一切ない、最も心を開ける存在だという。

二人は奥の和室で、消しゴムや紙コップを使って「手品ごっこ」のような遊びをしているところだった。晴渡は、「つ、つ、次、やらせて！」など、時々どもって話しづらそうにはしていたものの、リラックスして見えた。目の前の晴渡は、毎日泣いて帰ってきたという以前の様子がすぐには思い浮かばないほど明るかった。

思い切り身体を動かすことが大切だと、市内のこども発達支援室の臨床心理士に言われたのをきっかけに、二年生の夏休みに信子は晴渡を連れてプールに行ったり、卓球をしたりして過ごすようになった。すると晴渡は、卓球にとても熱中し、二学期が始まると教室に通うまでになっていた。

その日は夕方から近くの体育館で大好きなコーチとともに練習をするという日にあたっていて、私も一緒にやらせてもらうことにした。

すでに暗くなった中、卓球台だけが七台ほど並ぶこぢんまりとした体育館で、私はその一つをはさんで晴渡と向き合い、ラケットを振った。晴渡は卓球台の前に立つと、身体の半分以上が隠れそうな印象だったが、卓球の力は想像以上のものだった。選手らしい上下揃ったウェアを着てシェイクハンドのラケットを持った彼は、習い始めて半年も経っていないとは思えないほど、それらしいフォームで見事な球を打ってくる。

「よくボールを追いかける。あきらめないのがすごい。小二の子であそこまでボールを追う子は珍しい」

コーチがそう評す通り、晴渡はボールを返すためによく足を動かした。ラリーが終わる度に「あー」「ハッ！」と声を出し、一プレイごと、負けると「もう！　なんで……」と悔しそうにし、勝つと「よしっ」と喜んだ。そして時にははにかむような笑顔も見せた。

一時間、二時間と経っても飽きる様子は一切なく「もっとやろう！」とラケットを振り続ける。その間、全くどもる様子は見られなかった。それほど話していないからということもあっただろうが、晴渡は、吃音のことをあれこれ思い悩む余裕がないほどに卓球に集中しているように見えた。信子は言った。

「卓球の練習と吃音の訓練には通じるところがある気がするんです。ともに反復練習だからです。ときどき、吃音について話すとき、卓球を比喩にして話すようにもなりました」

何度もラケットを振ることで卓球が上達するのであれば、吃音もまた訓練によってよくなるのではないか。晴渡にもそう思う気持ちがあるのかもしれなかった。

「楽しい、上達したい」。そのように思える対象を持てたことは、晴渡を少なからず変化させた。夏休みが終わり二学期が始まったころには、信子は担任から、「クラスに友だちが増えた」という報告を受けた。鼻歌を歌いながら家に帰ってくるような日もあった。一年のころとは大きく違うその姿を、信子は嬉しい気持ちで見守った。

そしてそうした晴渡の内面の変化とともに、信子も変わったようだった。連絡帳に綴られる文章の量は減り、いつしか、教員への感謝の言葉が増えていた。

ともに卓球をした日から二週間ほど後の三月某日、私は晴渡の学校での様子を見せてもらう機会を得た。

見学したのは算数の授業で、その日は、翌日のテストのための復習プリントを各自やるという内容だった。子どもたちはプリントができたら先生のところに持っていって採点をしてもらう。

プリントが配られると、子どもたちはすぐに黙々と取り組みだしたが、一五分、二〇分と経つうちに、静かだった教室は子どもたちの話し声で賑やかになっていく。話し出す子が増えるほどに、みな自然と話したくなるのだろう。

「あのさ……」「できた！」「へへへ」といった声が方々から聞こえる。教室のほぼ中央の席に座っていた晴渡も、横や後ろを振り向いて近くの子に何か声をかけたそうにしていることが何度かあった。しかしうまく声がかけられず、躊躇しながらまた問題に戻ったり、ということを繰り返した。

担任の教員によれば、晴渡は普段から授業中はあまり話さず、発言するときもとても緊張しているように見えるとのことだった。それでも、必要があれば話すことを回避せずに自ら手を挙げて発言もするし、クラスのみんなの前で「どもるまねをされるのがいやだ」と発表したこともあるという。また、晴渡の状況をよく知る学年主任の教員は言う。

「この年齢の子どもたちは、相手を馬鹿にするような気持ちがなくとも、ふと気が緩むと条件反射的に人のまねをしてしまうことがあるんです。晴渡くんは、一度学校でまねをされて泣いたことはあります。それでも彼は、特別扱いは望まずに、いつも懸命に、みなと同じにやろうとしています」

この日の晴渡は、自宅で気の置けない友人と二人で遊んでいるときに比べて、表情は同様に明るくも口数は少なく見えた。休み時間、廊下に五、六人で集まって、順番に二人ずつ向き合って手押し相撲をしている間も、「次、おれ!」「うわ、つえー!」と賑やかに盛り上がる中、一緒に笑いながらもなかなか言葉を発しなかった。その表情から、話したいことがあるけれど話せない、という気持ちが垣間見えた。

誰でも人と接する中で、特に必要がなかったとしても、ふと思いついたことを口にしたい時があるだろう。人とすれ違った際に、さっとひと言、声をかけ、挨拶をしたいと思うこともある。また、会話中に思い出した面白い話をみなに披露して笑わせたいと考えることもあるはずだ。そんな日常のその場その場でのやりとりが、人と人が関係を築く上で大きな意味を持ってくる。しかし吃音があると、そうした時も、どうしても先に考えてしまう。挨拶をしていきなりどもったらどうしよう。自分から話し始めても、途中でつっかえて言えなくなってしまうのではないだろうか。そうすればきっと相手に不可解に思われるだろう。または場をしらけさせてしまうのではないか。いや、でも、言いたい。思い切って言ってみようか。でも……と。

友だちに笑いかけ、しかし何も言わずにいる晴渡もきっと、そんな気持ちを抱えているのではなかったか。

ある日の夜、卓球教室での練習を終えたあと、晴渡は、安全のために、青く点滅するライトをバッグにつけて歩いていた。歩道と車道の境目をなす白い線上を足取り軽く進む姿は、どこにでも見かける子どもらしさを感じさせた。けれどもその一方で、言葉を発する場面になればおそらくいつでも、同年代の子どもたちのほとんどが意識する必要もない不安を抱き、神経を使い、緊張しなければならないのだ。彼の小さな後ろ姿が、とても健気に見えてくる。と同時に、信子がこれまで、どれだけの思いを持って晴渡の様子を見つめてきたかが想像できる気がするのだった。

あるとき、黙々とラケットを振る晴渡の様子を眺めながら、信子が言った。

「晴渡もきっと、私自身が彼の吃音を受け入れていないことをわかっていたのだと思います。本当は、私こそが一番に受け入れてやらなければならなかったのに……」

そして以前を振り返りながらこうも言った。

「私はあとから気がついたんです。晴渡の苦しみが強かったのは、私が悩んでいたのも大きかったのではないかな、と。晴渡が小学校に入学する前に、私は言ってしまったことがあったんです。『学校でまねされたり、馬鹿にされたりするかもしれない』と。晴渡が突然ショックを受けたりしないように、また、一緒に乗り越えていこうというつもりで言ったのですが、それがかえって晴渡自身に吃音を意識させ、苦しめていたのだろうことがあとになってわかりました。後に晴渡は私にこう言ったんです。『ママから、学校で馬鹿にされるかもしれないって聞く前は、そういう風には思ってなかった』と」

子の苦しむ姿を見れば、ほとんどの親がなんとかしてあげたいと思うはずだ。しかし、吃音に関してはこうすれば確実に良くなるという方法があるわけではない。それゆえ、懸命な行動が裏目に出てしまうこともあるだろう。

一九三〇年代にアメリカのウェンデル・ジョンソンが提唱した「診断起因説」、すなわち、母親なり周囲の人間が、子どもの話し方を注意することが原因で吃音が発症するという説が現在は否定されていることはすでに書いた。つまり、子どもが吃音を発症したからといって親が自身を責める必要はない。

その一方、脳は可塑性を持ち、とりわけ子どもの脳は柔軟であるのも先述の通りである。それゆえに、子どもの吃音が訓練によってよい状態へ向かう可能性が成人よりも高いのであれば、逆に周囲の環境の影響を受けて症状が消失しづらくなるといったことも起こりやすいのではないか、と考えるのは自然に思える。それだからこそ、環境調整が重要な意味を持つのだろう。

しかし、子どもが吃音を発症したとき、どう接するのがよいかを知る親は多くはないし、個々に状況が違う中、絶対の正解があるわけでもない。それゆえ親は試行錯誤をすることになる。そしてそのように、わからないことが多い状況が、子の吃音について考える親にとっての何よりもの難しさとなるのだろう。

信子はおそらく、晴渡と同じくらい深く悩み、自分に何ができるかを考えて動いてきた。真剣に向きあってきたからこそ、これでよかったのかと自問することにもなるのだろう。

「すっきりと解決できる方法があるわけではないんですよね。でも、息子とともに悩み、考え続ける中でようやく、吃音のあるそのままの息子を、心から愛せるようになったような気がします」

それまでの数年の日々を思い出すように、彼女は言った。

五年後の表情の変化

二〇一七年三月、私は一年ぶりに晴渡と信子に再会した。二人の姉と父親も含めた家族五人での休日に同席させてもらう形だった。

間もなく四年生になろうという晴渡は、一年前に比べてぐっと大人びて見えた。無邪気に笑いふざける姿が印象的だったのが、静かで落ち着いた雰囲気になった。一方、卓球に打ち込む日々はその後もしばらく続いていたが、半年ほど前から突然見舞われるようになった踵《かかと》の痛みによってしばらく練習ができずにいたという。

踵の痛みの問題は、接骨院の先生によれば、吃音による日々の緊張で体全体の筋肉が硬くなっていることと関係していて、全身の筋肉をほぐす必要があるらしかった。吃音がそのような影響を及ぼすこともあるのかと驚かされたが、どもったときに言葉を絞り出そうとすると全身に力が入ることを考えればなるほどとも思える。その接骨院で施術を受けると、踵の状態は随分良くなったという。

ただ、踵の問題が一つのきっかけだったのか、晴渡は卓球への熱を失いつつあった。前年、とにかく上達したい、選手になりたいと練習に打ち込んでいた姿からは意外ではあったが、そば屋でざるそばを食べ終わったあと、隣の席で静かにゲームをしている彼を見て、やりたいことが変わっていくのは当然の年齢であることを思い返した。

「吃音の面でも、最近晴渡はだいぶ変わったように思います」

信子は言った。特にきっかけとなったのは、この日のすぐ前の二月、学校の道徳の時間に行われた、吃音についてみなで考えるという内容の授業だったという。

「学年主任の先生から、やりたいって言ってくださったんです」

四クラスそれぞれでその授業が行われると、晴渡のクラスでは、一〇人くらいの子が積極的に手を挙げて、吃音について質問をしてくれた。みなが吃音について考えてくれているのが感じられて、晴渡はその授業以降、より明るくみなと話すようになったという。

いまは、どもっても自分から話し、先生も「晴渡くんってこんなに元気だったんだ」と驚くほど、様子が変わったとのことだった。

「吃音が改善しているのかははっきりとはわかりませんが、私に話すときにも、いまでは、随伴症状を伴いながらでも、積極的に話そうとしてくれるんです」

そしてそう話す信子自身もまた、変化しているようだった。

「晴渡の吃音が始まってから五年が経ちました。ショックを受けて、一人孤独になって、というところから始まって、私もやっと、いまのようになれたという感じがします」

彼女は、私はいまこれを作っているんです、と言って、バッグから、紙でできた手製のものを取り出した。それは、吃音のことをもっと知ってもらうためにと、シンプルな言葉とイラストで吃音について綴った小さな冊子だった。自ら悩んできたことが、ただ息子のためだけでなく、少しでも他の人の役に立てばという彼女の思いが感じられるものだった。

「私はこれまでポジティブな面しか評価できないところがありました。勉強ができるとか、速く走れるといったことです。晴渡についても、以前は他の子と比べてしまって、この子には何ができるんだろうって思ったりもしました。でも、いまは、苦労がある人、悩みがある人が、世の中をいいところにしているんじゃないかとも思うのです」

そう言った信子の柔らかな表情の奥に、この何年かの間に彼女が得てきた確固たる何かがある気がした。

エピローグ　たどりついた現実

新幹線を降りて改札口を出ると、そのすぐ脇の人ごみの中に男性はいた。二〇一七年八月、暑さが厳しい快晴の日のことである。

この男性、小林康夫（仮名）は、かつての中肉中背な体形から一回りふっくらしていた。彼は、私が吃音の取材を始めたもっとも初期に出会った人物の一人である。その当時、すなわち二〇一三年に四九歳だった彼は、このときすでに五三歳になっていた。

第三章で書いたように、一三年当時、彼は、重い吃音があったことで会社で窮地に追い込まれたが、身体障害者手帳を取得して、障害者として大手メーカーへ転職した。そして、その会社の工場で設計の仕事をするようになった。転職先では、働く上で必要かつ適切な配慮、いわゆる「合理的配慮」を提供してもらえるため、とてもいい具合に働けていると、時々メールで伝えてくれていた。

しかし、今回会うにあたって久々に連絡を取ると、彼はメールにこう書いていた。

《うつ病にかかって休職しています》

体調はすぐれないのかもしれないと思っていた。だが、涼しげな白い半袖シャツ姿で現れた彼の表情は軽やかに見えた。

「お久しぶりです。今日はよろしくお願いします」

そう話し出した小林の口調はスムーズだった。うつ病を患っているとすれば、吃音もまた重くなっているのではないかと危惧したが、ひとまずそんな印象は見られなかった。

駅を出て、強い日差しが照りつける中を並んで歩いた。身体を少しだけ揺らしながら小さな歩幅で歩く小林と近況を伝えあっていると、彼の話し方が以前よりずっと滑らかであることは確かだと思えた。そして思わずこう訊ねた。

「小林さん、吃音の方、とてもいい状態なのではないですか？　全然どもってないような……」

小林は、柔らかく笑いながらこちらを向き、答えた。

「そうなんです。なぜか最近、とても話しやすいんです」

駅前の通りを渡った先にあるカフェ・ベローチェに入ると、彼は何も躊躇することなくアイスカフェラテを注文した。席について落ち着くと、ゆっくりとした口調ながら、ほとんどどもらずに状況を話してくれた。

休職したのはこの前年、二〇一六年の四月、つまり入社してから丸二年が経ってのことだという。

入社して一年目は、一つの部屋の中で決まったメンバーとやり取りをして完結する仕事だけだったため問題はなかった。しかし二年目に入り、工場の人から仕様についての要望を聞いた上で部品の設計をするようになると、様々な難しさが生じてきた。工場は広く、小林が担当者に会いに行くには、社内バスと徒歩で三〇分ほどかけなければならない。小林と同じ立場の他の人の場合、行く直前に相手に電話をして予定を確認するのだが、小林は電話ができず、メールだけでのやり取りになるため、確認のタイミングが合わず、行っても相手がいないということが度々起こった。電話ができないゆえのその問題は、ストレスとして徐々に彼の中に蓄積した。

さらには上司が、小林について、工場の担当者などに対して、「彼は話す上で少し障害があるけれど、普通に接していいよ」と言うため、小林には普通に電話がかかってくる。小林は、そういう相手に対しては直接「メールにしてほしい」と言うのだが、それでも電話の方が早いためだろう、電話をかけてくる人が多いのだという。

小林は、決して断定することはないながらもこう言った。

「上司は、わざと、『普通に接していい』などと担当者に言って、自分に負担をかけようとしていたのではないかという気もします。というのも、自分に対して、障害者のための転職サイトを見せながら、こっちの会社に行った方がいいんじゃないか、などとも言ってきたからです」

そうしたことが小林の気持ちに少しずつ負担をかけ、かつて患ったうつ病が再発した。上司が「普通に接していい」と言うのは、吃音の状態がよくなったからという可能性はないのですか、と聞くと、彼は言った。

「いや、休職する前はもっとどもっていたんです。こんなによくなったのは、ここ一カ月ぐらいのことなんです」

障害者の雇用は、一九六〇年に「身体障害者雇用促進法（現・障害者雇用促進法）」が制定されて以来、徐々に拡大を続けてきた。七六年に身体障害者の雇用が事業主の義務となり、その後、九八年に知的障害者、二〇一八年に精神障害者と、順に雇用義務化の対象となった。障害者の法定雇用率（従業員数に対して雇用すべき障害者の割合）も、民間企業の場合、九八年以来一・八％だったのが二〇一三年に二・〇％に、一八年には二・二％に引き上げられ、さらに二一年には二・三％になると発表されている。

実際に雇用されている障害者の数も年々増加し続けている。その中で吃音によって障害認定を受けた人がどれだけいるかについては、厚生労働省の障害者雇用実態調査などでも把握できてはいないようだが、おそらく現状では少ない。というのも、次に述べるように吃音が障害として認識されるようになって、まだ日が浅いからである。

吃音は、WHO（世界保健機関）による国際的な疾病分類ICD—10において、「精神及び行動の障害」という分類の中の、「小児〈児童〉期及び青年期に通常発症する行動及び情緒の障害」という下位分類の、「その他」とも解せるグループに「吃音症」として入っている。「その他」とされるのは原因等が不明だからであろう。つまり、医学的にどう位置づけるべきか現段階では定まっていないと言えるが、この分類に基づいて、日本では、二〇〇五年に施行された発達障害者支援法の対象となっている。それゆえ、吃音で障害者手帳を申請する場合、通常、精神障害（発達障害を含む）として「精神障害者保健福祉手帳」を申請することになる。身体障害ではなく、である。

ただ、理由ははっきりとはわからないが、吃音が発達障害者支援法の対象であると広く知られ始めたのは二〇一五年前後であり、それ以前は、吃音に詳しい医師でもその事実を知っていることはまれだった。つまり一般に吃音は障害として認められていなかったということになる。前述（第三章）のように、二〇一三年当時、小林の担当医師が「吃音で障害者手帳を取る必要はないと思っている」と言っているのにはそうした背景がある。それでもなお、その医師は、小林には障害者手帳が必要だろうと感じ、「吃音症」ではなく「音声・言語機能の障害、言語を用いた意思伝達が困難である」といった内容の診断書を書き、小林は身体障害者手帳を取得した。当時は非常に数少ない例の一人だったのだ。

障害者の雇用が進んだとはいえ、受け入れる側の態勢が十分でなく、現場で問題が生じることは多いと言われる。とりわけ吃音については、障害者として雇用されている人数が少ないと考えられる上に、当事者以外にはその問題がわかりづらいこともあり、小林が会社で直面しているような状況は特に生まれやすいのかもしれない。

一方、吃音が発達障害者支援法の対象であるのが知られるようになってから、吃音で精神障害者保健福祉手帳を申請し取得する人は増えていると思われる。その正確な数については、厚生労働省も、同手帳を交付する各自治体も、問い合わせたところ、把握できてはいないようだったが（先の疾病分類ＩＣＤ―10を元にしたより大きな分類による統計しか取られていない）、私の身近なところだけでも、二〇一七年の段階で取得している二〇代～三〇代の人が三人いる。吃音が精神障害に分類されることについて当事者の間でも様々な議論がある状況から考えると、想像以上に多い印象を受ける。それだけ吃音のある若い世代が、就職などにおいて大きな困難を感じているということなのだろう。

取得の経緯を聞くと、いずれのケースも、医師にはすぐに診断書を書いてもらえて、申請したらすんなり取れたとのことで、ハードルは高くなさそうだった。そのうち二人は、意外なほど簡単に取れたと驚いていた。不明な要素が多いために、医師もどう扱っていいかわからなかったのではないかとも思われる。

ただし、困難を抱えていたとしても、ではすぐ精神障害者保健福祉手帳を取ろう、とは考えられない人も多いだろう。二〇一六年には、吃音を理由として仙台市に身体障害者手帳の交付を申請し却下された男性が、市に却下決定の取り消しを求めた訴訟を起こしたことが報じられた。吃音を精神障害ではなく身体障害として認めてほしいというのが男性の主張である。

この訴訟において仙台市は、吃音は精神障害に分類されるため身体障害者手帳の交付対象にならないと主張したが、仙台地裁が請求を棄却したのは、この男性の吃音の程度がそれほど重いと判断できないからということであった。つまり、吃音によって身体障害者手帳を取得する可能性自体を否定したものではなかった。そして実際に、小林以外にも、吃音を主な理由として身体障害者手帳を取得しているケースはある。九州大学病院の菊池良和はこの件に関連して、一般に吃音者には精神、身体、いずれの障害者手帳でも取れる可能性があると言った上でこう話した。

「精神障害者保健福祉手帳は二年ごとに更新が必要であるのに対して、身体障害者手帳は更新不要となる可能性があるため、雇用する側にとっても身体障害者手帳を持つ人の方が雇用しやすいと思われます。そういった現実的な問題も考えると、身体障害者手帳を取得する方が本人の利益が大きいため、重度の吃音がある人に対してはできるだけ身体障害者手帳が取れるようにと考えています」

私の知人には、吃音によって身体、精神の両障害者手帳を申請し交付された人もいる。

身体障害者手帳の取得に際しては「吃音を伴う構音障害」といった内容の診断書を得ていたといい、スムーズに手帳交付に至ったという。

吃音は、精神障害に入るのか身体障害に入るのか、あるいはそのいずれでもあるのか。さらには、治せるものなのかそうではないのか、また、話せる時と話せない時があるのはなぜなのか。いずれも判然としない状況が、当事者の困惑、そして、当事者以外の理解の難しさにつながっていると言えるだろう。吃音に対する一般の認識は進んできたとはいえ、それがどのような問題、障害として捉えられるかについては、原因やメカニズムがもう少しはっきりわからない限り、揺れ動き続けると思われる。

小林はそうした曖昧な現状の中で、吃音によって身体障害者手帳を取得し、二年間勤務した。そして現場での問題に直面し、休職することになったのだ。

休職してから一年ほどは精神的にものすごく苦しかったという。吃音も悪化した。その時期を乗り越えてから、このとき数カ月が経っていたが、今度は逆に、吃音の状態はこれまでになく良くなった。その理由はわからないが、いずれにしても、どん底の日々を抜けたいま、小林は、復職に向けて前向きな状態にあるようだった。

「いまが自分の人生の中で、一番自由に話せている気がします。うつ病が治ってきたから吃音がよくなった、というのもあると思います。そして話がしやすくなって、気分がすっきりしたことで、さらにうつ病の状態にも、いい影響があるように感じています。最近は、飲食店に入っても、自分で注文できるようになりました。そういうことがとても嬉しいです」

小林は翌春に復職するつもりだと言った。復職した後は、部屋の中で完結する一年目のような仕事に戻してもらえることになっている。上司も別の人物になる予定だ。

復職後、どんな日々が待っているかはわからない。吃音がこのまま改善していけば状況は良くなりそうだが、吃音が急激に良くなった理由がわからないのと同様に、いつどのように変化していくかもまた不明である。

ただ、小林の表情は明るかった。先行きはわからずとも、少なくともこの日、かつてないほど自由に話せる状態にあるのが、彼本来の陽気さを取り戻させているようだった。

「残りの休職期間しっかり休んで、万全の状態で復職したいです。復職が楽しみです。働きたいという気持ちが出てきています」

＊　＊　＊

その夜、北海道小樽市には冷たい雨が降っていた。

打ちつける雨が黒い道路に無数の白い光を輝かせる中、駅前の通りには、一台の選挙カーが止まっている。この日は二〇一七年一〇月一七日、衆議院議員選挙が五日後に迫っていた。緑色の装飾が施されたその選挙カーには、「新党大地」と書かれてあり、聞こえてくる声の主は元衆議院議員の鈴木宗男のものであった。

そんな光景が広がる小樽駅前で待っていると、一人の女性が現れた。三四歳で自死した看護師・飯山博己の姉である。

この日私は、この町で暮らす飯山の家族に会いに小樽に来た。二〇一五年に飯山をよく知る人たちに話を聞きに来て以来、二年ぶりのことだった。

飯山の件については、病院で何があったのかはわからないままだった。真相を明らかにしたいという思いを持って動いたが、結局突破口が見つからなかった。ただ、その後家族がどうしているか、直接会って知ることができればと思っていたところ、その機会が訪れた。

駅まで迎えに来てくれた姉と父とともに飯山の実家に着くと、母が満面の笑みで迎えてくれた。どこか自分の実家を思わせる親しみやすい家の雰囲気はそのままだったが、前回訪れたときに病気で身体の自由が利かなくなっていた犬のリリィが一年前に亡くなっていた。飯山も可愛がっていたその愛犬の祭壇は居間の一方の端に置かれ、逆側の端に置かれた飯山の祭壇と向かい合う。

飯山の祭壇に線香を手向けたのち、寿司を食べながら四人で話した。飯山の話、吃音の話に加え、近頃の事件や政治、芸能人の話まで、話題は多岐に及んで会話が途切れることがなかった。みなで本当によく笑い、特に、穏やかな父の、「いや、斉藤由貴の相手のお医者さんはね……」といった、リポーターのような芸能情報の詳しさがおかしくて仕方なかった。

このような空気は、二年前に訪れたときにはないものだった。飯山家の本来の明るさを、この日感じた。母は言う。

「ひろちゃんが亡くなってもう四年なんて本当に早いです。でもようやく、こうして笑えるようになってきたんだなって思います。前は人に会いたくなくて、それまで行っていたいろんな集まりにも行くのをやめてしまったんです。聞かれるのも、周りに気を使わせてしまうのも嫌で……。でもいま、やっと少しずつ外に出ていけるようにもなりました。やっと前を向いて歩ける気持ちになってきたんです」

母は最近、求められて、自死遺族の会や大学において飯山の話をしたという。「大学は、二〇人くらいの前でって聞いていたのに、行ってみたら二〇〇人も聞きに来ていてびっくりしましたけど」とほほ笑んだ。吃音で困っている人の役に立てば息子も喜ぶに違いない。その思いで、求めがあれば応えたいと思っている。姉も先日、ようやくテレビで初めて顔を出して、飯山について、吃音について話をした。

一方、労災の認定はどうなったのだろうか。二〇一五年の三月に申請して、同年の秋にまだ結果を待っているというところまでは聞いていた。ただその後、姉とメールなどでやり取りをする中でこの件については触れられていなかったため、認定はされなかったのだろうと想像していた。尋ねると姉は言った。

「二〇一六年の一月に、労災の認定はされないという結果が出ました。その年の五月に、改めて審査してもらう『審査請求』を行いましたが棄却され、続く『再審査請求』の結果も同じでした。これからその決定の取り消しを求めて、国に訴訟を起こすところなんです」

労災の申請をするにあたってまず相談に行った弁護士の一人が、飯山の死は病院の業務との因果関係があると考えてくれた。しかし病院内に証言者を見つけられなければ立証は難しいだろうという意見だった。その弁護士の紹介で、その後、「NPO法人 働く人びとのいのちと健康をまもる北海道センター」に相談し、その上で、家族は自分たちで申請を行ったという。

その次の審査請求の段階から、別の弁護士に依頼した。そして、再審査請求も経て、私が小樽を訪れたこのときは、労災認定がされないという決定の取り消しを求める訴訟（労災給付不支給決定取消訴訟）の段階にいたということになる。

この件の再審査請求の裁決の文面が厚生労働省のホームページで確認できた（労働保険審査会 裁決事案一覧「平成28年労第391号」）。そこには、飯山の自死について病院側に責任はないと労働保険審査会が判断する（つまり、労災ではないという処分を支持する）理由が書かれていた。

家族は、吃音があってスムーズに話すのが難しい飯山に対して、彼を指導する立場の看護師が、つっかえずに話すことを求めて繰り返し練習させたり強く叱責したりしたことが、飯山に強い心理的負荷をかけて自死に追い込んだと訴えたが、その主張は認められなかった。家族の訴えを裏付ける決定的な証拠や証言がないゆえに、その点をはっきりと認めるのは難しいことが文面からは読み取れた。ただその中で、こう書かれているのが気になった。

《被災者（＝飯山：著者注、以下同）の指導看護師による叱責に関しては、指導看護師が厳しく叱ったことがあるとし、G（＝病院関係者）も、若干言い方がきつかったのかもしれないと述べており、被災者が厳しく叱責される状況も複数回あったものと認められるが、ほかにも新人看護師がいる中で、被災者のみが厳しい叱責を受けていたものとは認められず、看護の現場において想定される一般的な指導、叱責を超えるものとみるべき客観的な事情も見受けられないことから、当審査会としても、説明練習と叱責の出来事による心理的負荷の総合評価は、決定書理由に説示するとおり「弱」であると判断する》

吃音のある飯山にとって、つっかえずに説明をすることは練習したからといってできるものではない。さらに彼は、自身の吃音について病院側にあらかじめ伝えてもいた。にもかかわらず、練習を繰り返してもなおスムーズに説明ができないために厳しく叱責され続けることが一般的な指導、叱責の範囲であって心理的負荷が重いとは言えないとするのは、審査する側に吃音というものが理解されていないゆえの判断であるように私には思えた。

私は後に、家族の了承を得て、審査請求からこの件を引き継いだ弁護士に話を聞いた。弁護士は、今回の一連の流れ、すなわち、申請、審査請求、再審査請求から訴訟へという流れが、労災が認められない場合の標準的なものであることを教えてくれた。そして、一般的にこの労災給付不支給決定取消訴訟に勝つことは簡単ではないとも言った上で、念を押すようにこう話した。

「勝つか負けるかは裁判所の判決を見るまではわかりませんが、見込みがゼロなのであればそもそもお受けしていません。なんとか力になれるのでは、という気持ちがあります。そうした思いで、私たちはやっています」

可能性がある限り、力を尽くす意味はある。できることを一つひとつやっていけばどこかで、現在不透明な部分の真相が見えてくることがあるのかもしれない。

ただ、家族には、裁判の勝敗や、飯山の死の真相以外にも大切なことがあるようだった。母は言った。

「裁判は勝てなかったとしても、それはそれで仕方ないとも思っています。勝てないからやめるというつもりはありません。自分たちが動くことで、吃音のある人の苦しみが少しでも理解されることにつながるのではと思うんです。ひろちゃんもきっとそれを願っているはずです」

私が吃音に関する一連の取材を始めたのは二〇一三年だが、ふり返ると、このころを境にして、吃音を取り巻く環境は大きく変わった。それは決して、私自身が取材を始めて関心を強めたからそう見えるということではない。第一章で書いたように、新聞で吃音が取り上げられる回数からもそれは言えるし、吃音と発達障害との関係が急に知られ出したのもそれ以降のことである。またたとえば、若い世代の当事者団体として活発に活動する「うぃーすた」が立ち上がったのも二〇一四年であるし、歯科医師の竹内俊充が吃音者の就労支援のために「どーもわーく」の立ち上げに着手したのも時期をほぼ同じくしている。

何がきっかけになっているのか。その大きな一つが、二〇一三年の飯山の死であろうと私は思う。

飯山について語られるのを耳にする機会は、彼の死から三年、四年と月日が経っても多くある。彼が残した影響ははっきりと感じられる。彼の人生の軌跡は、おそらくいま、少なからぬ吃音者を支えている。

＊　＊　＊

四年以上に及んだ取材を終えようとしていた二〇一七年夏から秋にかけて、私は四度ほど名古屋などの地を訪れて、髙橋啓太に会った。

ある日、彼が仕事を終えた後、一緒に学童保育にももちゃんを迎えに行って三人で食事をすると、八歳になったももちゃんが、同じく小学二年生である自分の娘に比べてかなりしっかりと受け答えをすることに驚かされた。その様子に、「ももちゃん、しっかりしてるって言われない？」と尋ねると、彼女は言った。

「うーん、別に言われないかなあ。あ、でも大人には言われる」

またももちゃんは、髙橋の吃音に対して、こうやって話せばいいんじゃない？　と、彼女なりの助言をしたりするようにもなっていた。髙橋は、その指摘が時にとても的確であることに驚かされると言った。

ももちゃんがそれだけの成長を遂げたこの四、五年の間に、同じく変化してきた髙橋に、私は、空白部分に残ったピースをはめていくようにこれまで以上に突っ込んだ問いを重ねていった。すると髙橋は、あらゆる事柄を包み隠さず話してくれた。母親との別れ、彼が死の淵を覗きこんだときのこと、そしてなかなか連絡ができずにいる家族のことや幼少期の記憶。

たとえば一度、石垣信子とその息子で吃音を持つ晴渡のことを念頭に、髙橋が、自身の母親についていまどう思っているのかを聞いた。髙橋の母親が、彼の吃音について一切尋ねることがなかった、ということが、晴渡と信子の関係とはとても対照的だったからだ。もっと母親と話をしたかったたという思いがあるのだろうか。

「母は、さっぱりした、性格の人でした。あまり、多くのことを、言わない人で。子どもたちとも、そんなに、積極的に、かかわってくる人ではなかったから、自分は、母との関係も、普通よりは、希薄だったかもしれません。でも、あったかい、人でした。いま、思えば、もっと、吃音のことを気にしてほしかった、という思いも、あり、ます。吃音で自分が、これだけ悩んでいるという、ことを知っていては、ほしかった。でも、母の対応が間違っていた、とも思っていません。当時はまだ、吃音、という言葉も、いまの、ように は、知られていない、時代、でしたから」

内面を掘り下げる質問に対しては、髙橋は時に強くどもった。また、彼が以前暮らし、その八階から飛び降りた公団の建物を私が見に訪れたときは、台風の暴風雨の中、仕事の後に現地まで来てくれたが、その日は、訓練を始めたばかりの二〇一三年のころに近いほど、髙橋はかなり話しづらそうにした。

「今日は、ちょ、うしが、わ、悪くて、すご、く、どもって、しまって……」

思い出したくないだろう過去を、私は時に、髙橋に思い出させてしまっていた。

しかしこのころ、そのような場合以外でも、髙橋の吃音の調子が良くないのかもしれないと思うことが時々あった。

私と話すときに彼がどもるのは、基本的には、私に対してどもらないで話そうという意図がなく、コントロールしていないからであるのはわかっていた。また、この年の春にも、京都で行われた羽佐田竜二の講演会の場において、二〇一五年のスピーチと同様に流暢に話す髙橋の姿を見ていたため、コントロールすればどもらずに自在に話せるに違いないとは思っていた。それでも、このころ二人で話す時のどもり方が前よりも若干強く感じられて、なんとなく気にかかっていた。髙橋の吃音症状は、訓練によって、コントロールしない普段の発話においても軽くなってきているように私はこれまで感じてきたからだ。

一〇月下旬のある雨の日、髙橋の運転する車の中で、ふと、そんな気持ちを彼に伝えた。すると髙橋は、話し方を切り替えて、これまでと同様に、コントロールすれば問題なくどもらずに話せることを見せてくれた。そして、状態が悪くなったりしているわけではないとした上で、話し方を元に戻してこう言った。

「いま、自分は、新しい方法に、取り組んで、います。吃音の、症状を、根本から解決する、方法を、発見したのかも、しれない、って思っていて。吃音が出る、ときの、状態がわかった気が、するんです」

その状態にならないようにすれば、もはや、いま見せたような話し方の切り替えやコントロールの必要もなく、常にどもらなく話せるはずなのだ、と髙橋は言った。

聞くとその状態とは、主に横隔膜の動きに注目したものだった。

横隔膜とは、胸部と腹部を隔てる膜のような筋肉である。それは、腹式呼吸で息を吸うと下降する。髙橋は、横隔膜が下がった状態を保てば吃音は出ないが、吃音のある人は、話し方の癖で横隔膜が上がってしまい、それによってどもるのだと、経験から考えるようになった。それゆえ、横隔膜を下がった状態に保てるようにする訓練を行い、その感覚を身体に覚えこませることで吃音症状そのものを根本からなくすことができるのではないかと仮説を立てて、試しているのだという。髙橋は、その仮説の正しさを徐々に確信し始めているとのことだった。

吃音を横隔膜の動きと関連付ける説は、以前は確かに聞くことがあった。たとえば、東京大学医学部耳鼻咽喉科学教室の尾崎将という人物はかつて、横隔膜が正常に動かないために呼気が滑らかに出てこず吃音が生じるケースがあるとして、その症例について論文を発表している。ただしそれも、いまから七〇年ほど遡る昭和二〇年代のことであり、最近ではほとんど、吃音の話題の中で横隔膜について聞くことはなくなっている。それゆえ、髙橋から横隔膜という言葉が出てきたのは意外にも感じた。

しかしながら、吃音のメカニズムがいまだにわからない現状を考えれば、横隔膜に問題の核心がある可能性も残されているし、重い吃音をコントロールする術を身につけてきた髙橋の実感には少なからぬ真実味があった。

一方、羽佐田竜二もこのころ、新しい訓練方法を開発しているところだった。

羽佐田はこれまで、できるだけ負担の少ない話し方、つまり簡単に言えば、ゆっくり話すことを軸として吃音改善の訓練を構築していた。しかし彼は、その方法での改善には限界があると感じるようになったという。そこで、単に話すときの負荷を減らすのではなく、「話す力そのものを上げる」ことができないかと考えた。一般に、吃音が生じるとき、その人の身体には余分な力がかかっている。それゆえに力を抜くのが重要だとされるが、羽佐田は、力がかかっていること自体が問題なのではなく、力のかけ方が間違っているのが問題なのだと考えるに至った。たとえば、歌を歌う場合にも必要となる力がある。つまり、力がかかっているから声が出ないわけではない。どもる際の力みは発声につながらないが、発声につながる力のかけ方があるはずだ。そう考えて、羽佐田は、一般的に吃音の改善によいとされる「力を抜く」という方向から、「正しく力をかける」ことを目指すようになったのだ。正しく力をかけられれば、吃音はより高いレベルで改善される。彼は自分自身による実験でもそのことに確信を持った。そしてその方向性に沿った訓練方法を確立すべく、試行を重ねていたのだった。

髙橋は言う。

「自分の、方法も、羽佐田さんが、いま、目指されていることと、基本的な方向性は、変わらないのではないか、と思っています。ただし、自分は、力をかける、という方法で、吃音を、よくすることは、できそうにないように感じています。あくまでも、横隔膜が、下がった状態を、保てるようにする、ことが、重要だというのが、自分の考えです」

私自身の経験では、どもって言葉が出なくなったとき、排便時に力むように腹部に力を入れると、短い言葉であれば絞り出せた。短い言葉であれば、というのは、この場合、呼吸を止めることになるため、その状態で長く話し続けることはできないからだ。羽佐田に、彼の言う「力をかける」というのはこれに近いかと確かめると、近いと思うと言った。そしてこの状態のとき、横隔膜は押し下げられる。髙橋が、彼と羽佐田が目指している基本的な方向性はおそらく変わらないというのは、それゆえだろう。

ただ、大きな問題があった。髙橋はこう言うのだ。

「いま自分が、考えている方法、つまり、横隔膜を下げるという方法で、話すことができるようになるためには、これまでの、訓練で、身につけたものを、すべて取り除かなければ、いけないようなの、です」

彼が数年にわたる訓練によって獲得した、発話をコントロールする方法が、新たな方法を身につける妨げになっているというのである。目指す動きが真逆とも言えるようなのだ。すなわち髙橋は、二〇一五年夏のセミナーで見せた完璧に近いような発話を捨て去ろうとしていたのである。

高橋は、これまでの訓練をさらに高頻度で続ければ、コントロールした発話がいつか無意識で行えるものに、つまり彼の自然な発話になっていくのではないかとも以前は期待していたが、それは難しそうだと考えるに至っていた。また、コントロールすればどんな場面でも確実にどもらずに話せると思っていたが、実際にはそうではないことにも気がついた。一度崩れると立て直し難いという問題もある。そうした点から彼は、発話をコントロールすることに限界を感じ、それゆえ、別の方法が必要になったのだ。

度々どもり、言葉を行ったり来たりさせながら、高橋は話し続けた。うまくいくかはまだわからないけれど、新しい方法を試みたい、そのためにこれまでの方法を一旦遠ざけなければならない、と。その気持ちは確固たるものに見えた。コントロールすることは、自分にとってもはや解決にはならない。吃音を根本からなくす方法にたどりつきたいのだ、と。

高橋は、複雑な思いを抱えていた。この数年、彼はまさに、発話をコントロールできるようになったことで苦難を乗り越えてこられたのだ。ひと言では言い表せない、戸惑い、逡巡《しゅんじゅん》、決意のようなものが感じられた。そして彼は、直接の会話の中で、さらに後日のメールでのやりとりの中で、さまざまな表現を重ねて、次のように言った。

これまでの訓練で、確かに自分は、吃音をコントロールすることが、できるように、なりました。それによって、救われてきたことは、確かです。

しかし、どうしても、言わなければ、なりません。自分の元々の吃音症状は、いまも全く、軽減されて、はいないのです。

＊　＊　＊

吃音には、二つの特徴的な点がある。

その一つは、「曖昧さ」だ。

これまで触れてきたように、原因も治療法もわからない、治るのか治らないのかもわからない。また、精神障害に入るのか身体障害に入るのかもはっきりせず、症状も出るときと出ないときがある。

そうした曖昧さを抱えるゆえに、当事者は、吃音とどう向き合えばいいか、気持ちを固めるのが難しい。改善できるかもしれないという期待は希望を生むが、達成されない時には逆に大きな失望に変わる。また、常に症状があるわけではないことは、周囲の理解を得るのを難しくする。

吃音がある人はおそらくみな、多かれ少なかれ、そうした狭間《はざま》に立たされ、心が揺り動かされている。それが、足元が常にぐらついているような不安感を生み出すのだ。身体障害者手帳と精神障害者保健福祉手帳の両方を、申請したら取得できてしまったという知人の言葉がその状況を象徴しているように思われる。

「吃音は、確かに障害だと、思って、います。でも、障害者手帳を、取得したということは、自分はもう、〝普通の人〟のように話すのを、あきらめてしまっているんだろうと、思います。どこかに、治せるかもしれない、と思う気持ちが、あるから、このように感じ、るのでしょうね。完、全に治らないと、納得できれば、障害者として、割り切って、生きていくことが、できると思うのですが……」

そしてもう一つの特徴は、「他者が介在する障害」であるという点だ。

吃音は、通常一人でいるときには障害にはならない。ほとんど常に他者とのコミュニケーションに関連して生じる障害であると言える。どもる時に感じる苦しさは、言葉が詰まって言えないことそのもの以上に、相手に不可解に思われたり驚かれたりすることに対する恥ずかしさや怖さによる部分が大きいようにも思う。話した瞬間に、いつも相手に「どうしたんだろう?」と驚いた視線を向けられること、または向けられるかもしれないと恐れることは、人とコミュニケーションを取る上で心理的に極めて大きな負荷になる。それはコミュニケーションの内容そのものにも影響を与えるだけでなく、コミュニケーションに対する恐怖心をも植え付ける。そして一方、対話する相手にとっても、会話をしながら

「どうしたんだろう?」と思うことによって、コミュニケーションの意味そのものが変化する可能性がある。話される言葉の中身以上に、相手の吃音症状に意識が向かってしまう場合があるからだ。すなわち吃音は、単に言葉のやり取りがスムーズにいかないというだけにとどまらず、コミュニケーションそのものの性質を変え得るものなのだ。

その二点が、吃音を他の障害とわける特徴ではないかと私は思う。どちらも、自分で制御することができないゆえの不安感を生み出し、それが吃音の苦しさの核心部分にあるのではないだろうか。

「曖昧さ」という点については、今後、吃音のメカニズムなどの解明が進めば解決されていく部分もあるだろうが、「他者が介在する」ゆえの問題については、社会に広く理解を求めなければならないため、とりわけその解消は容易ではないように思える。吃音当事者がただ、理解してほしいと待っているだけではおそらく何も変わらない。かつてに比べれば広く認知されてはいるものの、吃音とはどのようなものであるのか、どのように困っているのか、当事者それぞれが、積極的に知ってもらおうとさらに行動することがどうしても必要である。看護師だった飯山博己も生前こう話していたと、飯山の姉が言った。「吃音者が生きやすい社会を作るためには、自分たちが声をあげなければいけない。頭の中に浮かんでいる言葉が声に出せず相手に伝わらない苦しさを、当事者が発信していかなければならない」と。

そして同時に、私たち一人ひとりが、他人に理解されづらい障害や問題を抱えて生きる困難さや、「みなができることをなぜ自分はできないのか」という、誰にでもあり得る思いへの想像力を、少しでも広げていこうと意識することが重要であろうと思う。

それでも、社会に広く理解が行きわたることは決して容易ではないし、ではどうすればよいのかと問われれば、私はいま自信を持って提示できる答えを持ち得ていない。

ただ、吃音と他者との関係について考えるとき、思い出す例が一つある。それは、大阪府の公立中学校で出会った一人の教員と生徒たちの姿である。

その教員、吉永章人は、二〇代半ばで、吃音があった。縁あって一度、彼が行う授業に参加させてもらう機会を得たが、授業の様子を見ていると、彼は、話しながら言葉がつっかえ苦しそうにすることが度々あった。どうしても言葉が出ないときは、白板に書くなどもしたが、その状況に対して生徒たちは、馬鹿にするような態度をとったり、疎ましそうにしたりすることは一切なかった。彼らは吉永が抱える問題をよくわかっていて、彼が次に発するまたは書く言葉を、静かに待っているのだった。その生徒たちの反応が、私には印象に残った。授業後、吉永はこう話した。

「いまも悩むときはすごく悩みますけど、最近ようやく、そんなに気にしなくてもいいのかもしれないと思えるようになりました。授業中、教科書をうまく読めないとき、生徒に

『一緒に読んで！』って言うこともあります。保護者にも他の教員にも、自分の吃音については伝えています。迷惑をかけてしまうのは辛いですが、理解してもらえているのでありがたいです」

そして吉永は、子どものころに学校生活で苦労した経験についても教えてくれた。

「自分は小学校のときには不登校の経験もあります。学校生活にうまくなじめなかった人間なんです。でも、いろんな先生がいていいはずだから、一人ぐらい自分のような教員がいてもいいんじゃないかなって、そう思いながら、私はこの仕事をやっています」

メガネの奥の眼を優しく細めて話す吉永を見ながら、私は思った。きっと彼は、生徒たちが何かのときに心を開ける存在なのではないかと。自身の苦悩を正面から見せる吉永にだからこそ本音を言える。そんな生徒が必ずいるような気がするのだ。

また、スピードや効率ばかりが重視される現代は、大人も子どもも誰もが、待つことができなくなっている時代である。そうした中で、待ってもらうことを必要とする教員の存在は生徒たちにとって貴重に思えた。待ち、時間をかけるからこそ生まれる関係性、さらには寛容さがあることに生徒たちが気づかされる瞬間が、きっとあるのではないだろうか。

言葉を発することに時間のかかる吉永と、彼の言葉をじっと待つ生徒たちの姿を見ながらふと思った。吃音への理解が広がりさえすれば、吃音のある人だからこそいまの時代に果たせる役割があるのかもしれない、と。

この例が、何か具体的な解決策を提示するわけではないだろう。しかし、吉永の言葉とその教室内の風景に、何らかのヒントがあるようにも私は感じる。

だがそれでもなお、どもることは苦しい。当事者に、重く、執拗に、のしかかる。

七〇代で吃音のある男性が、ある日羽佐田竜二のもとを訪ねてきた。吃音を治すための訓練をしたいと言ったという。

羽佐田は答えた。年齢を考えれば、これからの人生の時間を訓練に使うより、吃音があるままでもご自分のしたいことに使う方がいいのではないですか、と。するとその男性はこう言った。

「残り、時間が……、少ないから、こそ、私は、訓練をしたいんです。死ぬ、までに、どうしても、思うように、話すという経験、を、してみたいの、です」

おそらくこの言葉にこそ、一〇〇万人の人たちの思いが詰まっているのではないかと思う。

あとがき

中国で私の吃音症状に変化が起きたのは、二〇〇五年、いまからすでに一〇年以上も前のことになる。そしてその変化から七、八年が経った一三年に、私はこの本に至る吃音の取材に着手した。長い旅へ出発する前の〇二〜〇三年に吃音に関する一本のルポルタージュを書いて以来、いつかこのテーマにじっくりと取り組みたいと思ってきたが、その機がようやく熟したように感じられたのがそのころだった。

機が熟したというのはすなわち、吃音が自分にとって密接な問題でありながらも、ある程度の距離を保って語れる対象になったということである。リアルタイムで悩んでいたら、きっと私は吃音のある人に次々に会い、その人生について書き続けることはできなかった。自分が吃音で悩んでいるときは、できるだけその問題から遠くにいたいと望んでいたからだ。

その一方、現状ではひとまず吃音で困っていない自分が、いままさにその問題の渦中にいる人たちの気持ちをどこまで理解できるのかという不安のようなものがいつもあった。いま現在問題を抱えているのと、過去に抱えていた経験があるのとでは決定的に異なるからである。

そのことを自覚しながらも、私はどうしても吃音をテーマとしたノンフィクションを書きたかった。吃音は、私自身にとって何よりも切実なテーマであるだけでなく、悩んでいる人が多いのにもかかわらず実情はあまり知られていない。かつ社会の理解を必要とするという意味で、書かれるべきテーマであることに疑いを持たなかった。

取材した内容は、新潮社の月刊誌『新潮45』の不定期連載記事「吃音と生きる」（二〇一四年二月号～一七年八月号、全七回）として、少しずつ文章にしていった。

取材を始めた当初から自分が何よりも伝えたいと思ってきたことは、吃音がいかに当事者にとって大きな問題になりうるかである。当事者の苦悩と、周囲からの印象との間に大きなギャップがあることが吃音の持つ問題の一つでもあるからだ。

そのため本書では、吃音がとりわけ人生に大きな影響を与えている人たちを物語の中心に据えた。それゆえに、いま吃音で悩んでいる人たちにとって必ずしも救いのある内容にはなっていないように思い、その点が、雑誌連載中からひっかかっていた。ただ、当事者の抱える問題の深刻さが知られることは、当事者が生きやすい社会を作る基盤となる。そう信じて、吃音とはこれまで縁がなかった人たちに問題の本質を理解してもらえるようにするにはどうすればいいか、と考えながら執筆を続けてきた。

そのため、と言っていいのか、にもかかわらずと言うべきなのかは定かではないが、本書のここまでの部分では描き切れなかった点が少なからずあることをここで改めて記しておきたい。話を聞かせてもらいながらも盛り込めなかった事例が数多くあるし、触れることができなかった論点も複数ある。そうした点のうちの特に重要と思われるものを、以下、簡単ながら紹介して本書を締めくくりたいと思う。

まず、本書では吃音を治す、改善する、という話に軸足を置いているが、誰もが改善ばかりを目指しているのではないことは本文中でも少し触れた。吃音を受け入れ、多少不便であったとしてもそれはそれと考えて生活している人は多数いるし、「吃音は障害ではない、個性である」と考える人たちもいる。その人の性格や置かれた環境によって捉え方には幅がある。

ただ、「吃音は個性である」という考え方について思うところを記すと、当事者が自分自身についてそう思えるのであればそれはとてもいいことだと思うものの、そうは思えない人は実際には多いし、逆に障害だと認めてほしい、という人も少なくないことを考慮すれば、個性だと一般化することには慎重であるべきだと考える。個性として社会に認識されれば、困っている人たちの問題を解決する手段が奪われかねない。個性とは思えずに苦しんでいる人たちの気持ちこそ、より知られるべきだと私は思っている。

その一方、本人が個性と捉えているかは別としても、吃音をきっかけやバネとして、道を切り開いている人も少なくない。その一人に、ミーガン・ワシントンというオーストラリア出身のミュージシャンがいる。彼女は、二〇一四年、世界的な講演イベントであるTEDで、自分が吃音で悩んできたことを告白した。そしてその講演の中で、歌を歌うときにはどもらないことに気がついて歌手を志すようになったという話をした後に、こう続けた。

「私にとって、歌う時だけが唯一、流暢に話せると、感じられ、言いたいことを、そのまま、言葉にできる、瞬間です。歌は私に、大切な安らぎを、与えてくれるものなのです」

そのような思いを持つからこそ、彼女にとって、歌で気持ちを伝えられることの喜びは人一倍大きいのだろうと想像できる。そしてそれゆえに、彼女の歌はとりわけ心に響くのかもしれないと私は感じる。すなわち、彼女の歌の核心部分に、おそらく吃音があるのだろう。

個性という点について考えるとき、私は彼女の言葉を思い出す。TEDでの彼女の講演《なぜ私は、人前で話すのが怖いのか》（原題"Why I live in mortal dread of public speaking"）は、インターネット上で見ることができる。

第三章でふれた「カミングアウト」についても、ここで少し補足したい。
九州大学病院の〝吃音ドクター〟菊池良和は、公的な機関への就職に際しては、近年、吃音について診断書を添えると適切な対応をしてもらえることが増えているとして、SNSに次のような内容を投稿している。
《公務員を目指す二〇歳の公務員専門学校生が採用試験を受けるにあたり、吃音がある旨の診断書を書きました。すると、一次試験合格後、二次試験を受ける前に役所から、「集団面接ですが、吃音のことは配慮しますので、安心して受験してください」と本人に電話があったそうです。そしてその方は集団面接の司会を担当し、最初に「吃音があり、聞き苦しいかと思いますが、よろしくお願いします」と伝えてから集団討論を始め、結果、二次試験に合格しました》（著者による要約）
大学の入学試験時における対応についても、次のような例を菊池は紹介する。某国立大学の推薦入試の受験に際して、ある受験生が吃音ゆえの「合理的配慮」を求める申請を行ったところ、以下のような配慮を提供する旨、大学から事前連絡があったという。
・担当の面接委員全員に、吃音のある受験生がいて配慮が必要であると事前に伝える
・五、六名の集団面接のため、発言の順番を最後にする
・受験生の発言を急かせず、発言の途中で言葉を挟まないよう面接委員に指導する

・試験室への入退室における挨拶などを問題にしないことを面接委員に指導する

菊池は、こうした配慮が提供されるケースが増えたのは二〇一六年以降だとする。その理由としてはまず、同年四月に障害者差別解消法が施行され、合理的配慮の提供が国の行政機関・地方公共団体等に義務づけられた点が挙げられるだろう。さらに、同年五月に発達障害者支援法が改正されたこととも関係していると思われる。

吃音は、二〇〇五年より発達障害者支援法における支援対象となっていたが、長らくそのことが周知されていなかったことはエピローグでふれた。二〇一六年の改正を機に、それがよりはっきりと知られ始め、かつ、障害者差別解消法の施行もあって、吃音者に対する合理的配慮の必要性が広く認識されるようになったのではないかと考えられる。フジテレビ系で、吃音をテーマにしたドラマ『ラヴソング』が月曜九時の時間帯に福山雅治の主演で放映されたのも同じく二〇一六年春であったが、これも、そうした法律の動きと関連したものだったとも推測できる。吃音についての社会の認識が、前述（エピローグ）の飯山博己の死のころからの変化に加えてさらに高まったのが、ちょうどこのころだったと言えるのかもしれない。

とはいえ、必要な理解が社会の隅々まで行き届いているかといえば、決してそうではないのが現実である。それゆえに、カミングアウトする場合も、タイミングや方法が重要であると言語聴覚士の羽佐田竜二は強調する。そして彼は、次のような例を挙げた。

二〇一七年のことである。羽佐田のもとに通っていた高校三年生の男子が、学校推薦で就職の内定を得たが、母親が、会社側にあらかじめ息子の吃音のことを伝えておいた方がよいだろうと考え、学校に、その旨を伝えてほしいと頼んだという。そこで学校側が電話で会社に伝えたところ、その電話で即、内定を取り消されてしまったというのだ。羽佐田は言う。

「その後、そのお母さんが私に言ったんです。『とてもショックを受けていますが、これが現実なんですね』と。いいかどうかは別ですが、まさにそれが現実なのです。だから特に、民間企業への就職活動などでカミングアウトする場合、どう伝えるかをよく考えて行うことが重要だと私は考えています」

配慮してほしいとただ求めるだけでは、話すのが苦手であればこの業務に不向きなため採用できない、と企業側が判断することは現実に起きるし、それを必ずしも不当だとは言えないだろう。それゆえ、面接でカミングアウトするのであれば、たとえば「自分は吃音があって話すのが苦手だけれど、克服するためにこういう努力をしてきた、自分にはこういう強みがあるから見てほしい」といった具合に、アピールするポイントと併せて伝えるなど工夫すべきだと羽佐田は言う。この点は確かによく考慮されていいだろう。

カミングアウトは、吃音以外の他の発達障害などにおいても重要なテーマとなっている。さまざまなケースについて、当事者以外も含めた開かれた議論が進んでほしいと思う。

また、そうした事柄についても意見を交わしあえる場として複数の当事者団体があり、近年活動が活発になっていることは本文でふれたが、ここでも改めて紹介しておきたい。

度々言及した「言友会」(「NPO法人 全国言友会連絡協議会」https://zengenren.org/)はすでに設立から半世紀を超えるが、最近、世代交代も進み、いまなお大きな存在感がある。一〇代〜三〇代の若者を対象とした「うぃーすた」(https://we-are-stutt.jimdo.com/)も着実に人の輪を広げている。関西、関東、東海、北陸、九州といった具合に、地域ごとにグループがあり(「うぃーすた関西」など)、積極的に集う場を持ち、交流を深めているようだ。「奄美きつおんカフェ」「すたっと京都」のように地域名がついた集まり、「吃音のある子どもと歩む会」「きつおん親子カフェ」などの保護者の集まりも増えているし、吃音者同士の音楽を通じた交流や親睦を目的とした団体「ジークフリーツ」や、女性だけによる自助グループもある。また、親子で参加できる交流会やイベントを開催している団体も多い。興味のある方は是非、検索してみてほしい。医療機関などに治療や相談に行くことを考えている場合も、まずは目的に合った当事者団体に連絡をとって情報収集をしてみるのもよいだろう。

そうした流れの中で、当事者が主体となって吃音者の就労支援の活動を行っているのが、本文でも紹介した「NPO法人 どーもわーく」(http://www.domo-work.com/)だ。相談会や講演会などのイベントを企画・開催したり、吃音啓発のためのパンフレットを作るなどの活動を行っている。まだ小規模な団体ではあるものの、このような形で当事者が自らの問題について社会に訴えることが何よりも重要であると思う。企業側にも認知が広がってほしい。

吃音のある人に対してどう接するべきかについても、ここで自分なりの考えを記したい。

相手がどもって言葉が出ずにいるとき、急かすのはよくないというのは一般的に正しいが、そのままじっと待っているのがいいか、それとも言おうとしている言葉を推測して先に言うのがいいかといった点について正解はない。先に言われると、自分で言えなかったということに対してすごく落ち込むという人もいるし、逆に、先に言ってもらった方が待たせなくてよいから気が楽だ、という人もいる。また、前者のような人でも、急いで言わなければいけない状況であったり、相手が親しい人であれば、先に言ってもらった方がいいという場合もあるし、言い方によっても良し悪しは変わってくる。どうするのが良いか尋ねてもらえれば嬉しいという当事者の声もある。本当にケースバイケースなのだ。

そのため、「このようにすればよい」というマニュアルはない。大切なのは、相手の気持ちを理解しようとする姿勢であると私は思う。この場合だったらどうすれば相手にとっていいだろうかと自ら考え、それに従って行動する。必ずしも相手の望む対応にはならないかもしれないし、結果として、吃音者を傷つけてしまうこともあるいはあるかもしれないが、吃音者もまた、吃音でない人のそうした判断の難しさについて理解しようという気持ちを持てれば良いと思う。いずれにしても、双方が、相手に対して想像力を働かせるしかないのだ。そしてこれは、吃音に限らず、他人と相対するあらゆる場面において同様にいえることなのであろう。

最後に、吃音の科学的な解明がどこまで進んでいるかという点にも触れておく。

度々述べてきたように、吃音の原因やメカニズムはいまだにはっきりとはわかっていないが、ここ二〇年ほどの神経画像（neuroimaging）の技術の発展によって、活動中の脳の状態を調べられるようになった結果、吃音のある人とそうでない人との脳の構造や機能の違いが少しずつ明らかになってきている。しかしながら、これまでは吃音のある成人の脳しか研究されてこなかったため、両者の脳に見られた違いが、果たして吃音の原因となるものなのか、それとも長年どもってきた結果として生じた脳の変化なのかを判別することができなかった。そこで、神経生理学の観点から吃音について研究してきた米ミシガン大学のスウン・チャン（Soo-Eun Chang）らは、吃音が発症して間もない子どもの脳について知る必要性があると考え、近年、子どもの脳の経年変化を調べる研究を行ってきた。

チャンらは、吃音のある子どもとない子ども（三〜一二歳、計八〇人ほど。年齢、人数は検査によって異なる）に対して、複数の神経画像の技術を用いて脳の様子を撮影し、その状態を観察・分析している。

たとえば、三〜一二歳の七八人の子ども（吃音者三五名、非吃音者四三名）の脳を、拡散テンソル画像という撮像手法によって検査して（各人、一年に一回ほど、平均三回ずつ）変化を見るということが行われた。拡散テンソル画像は脳の白質（神経線維が集中している部分）の微細な構造を捉えることができる検査方法である。

その結果からは、吃音のある子とない子の脳に、有意な違いが認められた。

脳には、言語を発することと理解することをそれぞれ司るブローカ野《や》とウェルニッケ野という二つの領域がある（多くの場合左半球にある）。その両者をつなぐ「弓状束」という神経線維が集まった経路のような部分があるが、吃音のある子は、ない子に比べて弓状束の神経線維の密度が低いなど、何らかの傾向があることを示唆する結果が得られている。脳の左右半球をつなぐ神経線維（交連線維）の束である脳梁の一部でも同様のようだ。

さらに、吃音がある子でも、その後症状が自然に消失した子としないままの子の間に違いがあった。同じく弓状束と脳梁において、その状態を示す数値の小児期の増加（成長）速度が、吃音が自然に消失した子は、もともと吃音のない子と同等であるのに対して、吃音が消失しないままの子は、もともと吃音のない子よりも遅いことがわかったという。

このように、脳の器質的な状態を観察して得た結果を、チャンらのグループは、近年複数発表している。チャンは、まだわかっていないことばかりであると強調するが、一連の発見は、吃音が発症したり、自然治癒したりするメカニズムを神経レベルで明らかにする第一歩と言えるだろう。その先にいずれ、より科学的で汎用性のある、吃音の治療や改善の方法が確立されることを期待したい。

＊　＊　＊

ようやくいま、私はこの本を書き終える瞬間が見えつつある。

それは私自身にとっては、一五年以上も前の二〇〇二年に、自分の中の何かを変えたいという切実な思いと、文章を書いて生きていこうという決意を端緒として取り組み始めた一つの仕事のひとまずの終わりを意味している。

振り返れば、私は吃音があったゆえに、文筆業を志して長い旅に出るという思い切った選択をすることになったのであり、吃音は、自分の人生を動かす一番の原動力であったと言える。大学時代に自分が文章を書きたいと思い始めたのも、あるいは無意識ながらも、つっかえることなく内面を表現できる手段に惹かれる気持ちがあったからなのかもしれない。

また何より、吃音のある人生を生きてきたことで、話せることの意味、思いを伝えられることのありがたさを実感できるようになっているのは間違いない。そしてその延長線上にいつもある感情、すなわち、当たり前に見えることも決して当たり前ではない、と感じられる気持ちこそ、吃音と対峙《たいじ》する日々の中で私が得た何よりも大切なものなのかもしれないといま思う。

吃音は、自分を長く悩ませてきた一方で、現在の自分自身を形成した重要な要素であることも確かである。この仕事は、そのような、吃音に対する私自身の個人的な思いや経験を発端としているが、完成した本書が、少しでも多くの人に吃音について知り考えてもらえるきっかけとなり、結果、吃音のある人たちにとって、さらには、周囲に理解されづらい様々な問題を抱える人たちにとって、何らかの意味を持つものになっていればと願っている。

本書に登場してくださった方たちの人生は、当然ながら、この本の完成とは関係なくこれからもそれぞれに続いていく。各人の現在の状況や内面は、この本に書かれているままではないだろう。私もまた、今後も一当事者として、吃音と向き合っていきたい。

ここに至るまでの間に、本当に多くの方々のお世話になった。

吃音当事者の方とそのご家族、医療関係者など様々な立場の方に、度重なるご協力をいただいた。本書に登場する方々以外にも、多くの方から重要な知見や体験を聞かせていただいただいた。なお文中の氏名は、仮名などの記載がある場合以外はすべて実名である。敬称は略とした。

いま、その方たちの姿が数多く思い浮かんでいるが、ここではその皆様の中から一人、この約五年間の取材においてあらゆる協力をいただき、自身のすべてをさらけ出してくださった髙橋啓太さんに、心からの感謝を述べたいと思う。

雑誌連載中、行き詰まったことも何度かあったが、髙橋さんに話を聞く度に、その言葉と生きる姿勢に新たな示唆や活力をいただいた。そんな髙橋さんの姿を伝えたいという思いが、本書を書き続ける大きな原動力となった。

本当に、ありがとうございました。

髙橋さんについては、ここであともう一点だけ付け加えておきたい。エピローグで彼が、「吃音をコントロールするのではなく、根本からなくす方法にたどりつきたい」と言った、と書いたが、それからさらに九カ月ほどが経ち、本書が完成に近づいていたころには、また少し気持ちが変化したようだった。彼はこう伝えてくれた。「もしかしたら、完治を目指すのではなく、より現実的な、それまで自分自身を救ってくれた道程を大事にしていくべきなのかもしれません」。吃音という問題を常に自らの深い部分に抱えながら、その時々の率直な気持ちを伝え続けてくださった髙橋さんの、これが、この本に記せる最後の言葉となる。

足かけ四年にわたった連載では、『新潮45』誌の編集長はじめ、複数の編集者にお力添えをいただいた。中でも、中盤の四回ほどを担当してくださった羽田祥子さんには、示唆に富むアドバイスとともに、途中、筆が進まなくなった際に何度も叱咤激励をいただいた。彼女の力強い後押しなくしては連載を書き終えられなかったように思う。そして、本書を担当してくださった足立真穂さんには、書籍化に際しての必要な改変について、何度にもわたって的確なご指摘をいただいた。その、厳しくも熱のこもったご意見があってこそ、さらにもう一歩、もう一歩と内容を深めることができ、連載時とは大きく姿を変えたこの本の最終的な形へとたどりつけた。自分にとって極めて大切なテーマを扱った本書を彼女に担当していただけたことを心より幸運に思う。

ありがとうございました。

最後に改めて、ご協力くださった皆様に心より感謝申し上げます。皆様の思いを、そして吃音のある人たちの様々な思いを、この書籍の中に込められたことを願いつつ。

二〇一八年一一月某日　近藤雄生

本書は、『新潮45』の不定期連載記事「吃音と生きる」
（二〇一四年二月号〜二〇一七年八月号、全七回）を
大幅に改稿したものである。

装幀　新潮社装幀室

近藤雄生

1976年東京都生まれ。東京大学工学部卒業、同大学院修了。2003年、自身の吃音をきっかけの一つとして、結婚直後に妻とともに日本を発つ。オーストラリア、東南アジア、中国、ユーラシア大陸で、約5年半の間、旅・定住を繰り返しながら月刊誌や週刊誌にルポルタージュなどを寄稿。2008年に帰国、以来京都市在住。著書に『遊牧夫婦』『中国でお尻を手術。遊牧夫婦、アジアを行く』『終わりなき旅の終わり　さらば、遊牧夫婦』（以上、ミシマ社）、『遊牧夫婦　はじまりの日々』（角川文庫）、『旅に出よう』（岩波ジュニア新書）、『オオカミと野生のイヌ』（エクスナレッジ、本文執筆）。大谷大学／京都造形芸術大学 非常勤講師、理系ライター集団「チーム・パスカル」メンバー。ウェブサイト https://www.yukikondo.jp/

吃音《きつおん》

伝《つた》えられないもどかしさ

2019年1月30日　発行
2019年6月30日　4刷

著者　近藤雄生《こんどうゆうき》

発行者　佐藤隆信
発行所　株式会社新潮社
〒162-8711　東京都新宿区矢来町71
電話（編集部）03-3266-5611（読者係）03-3266-5111
https://www.shinchosha.co.jp
印刷所　株式会社光邦
製本所　加藤製本株式会社

ISBN978-4-10-352261-4 C0095
価格はカバーに表示してあります。